马王堆古汉养生大讲堂
第 2 版

何清湖　周　兴　谭同来　瞿岳云　编著

万　胜　刘朝圣　魏一苇

中国中医药出版社

·北 京·

图书在版编目（CIP）数据

马王堆古汉养生大讲堂 / 何清湖等编著 . —2 版 . —北京：中国中医药出版社，2017.9（2022.6重印）
ISBN 978 – 7 – 5132 – 4238 – 7

Ⅰ . ①马… Ⅱ . ①何… Ⅲ . ①养生（中医）—中国—汉代 Ⅳ . ① R212

中国版本图书馆 CIP 数据核字（2017）第 112817 号

中国中医药出版社出版

北京经济技术开发区科创十三街 31 号院二区 8 号楼
邮政编码 100176
传真 010-64405721
河北省武强县画业有限责任公司印刷
各地新华书店经销

开本 710×1000 1/16 印张 17.5 字数 240 千字
2017 年 9 月第 2 版 2022 年 6 月第 2 次印刷
书号 ISBN 978 – 7 – 5132 – 4238 – 7

定价 88.00 元
网址 www.cptcm.com

服 务 热 线 010-64405510
购 书 热 线 010-89535836
侵 权 打 假 010-64405753

微信服务号 zgzyycbs
微商城网址 https://kdt.im/LIdUGr
官 方 微 博 http://e.weibo.com/cptcm
天猫旗舰店网址 https://zgzyycbs.tmall.com

如有印装质量问题请与本社出版部联系（010-64405510）

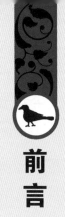

前言

　　随着社会的进步，经济文化的发展，传统文化的回归已成为一种趋势，一股国学热、汉学热正悄然兴起。人们对于生活的追求逐步由以往的"温饱"转向"小康"，对生活质量也有着越来越高的要求，中医养生一跃成为当今时下的流行元素。

　　市面上有关中医养生的书籍琳琅满目，其中也不乏畅销书，但多为养生而谈养生，过于粗俗，难登大雅之堂；或过于学术化，虽"阳春白雪"，亦难合广大民众胃口。因此，如何做到把传统中医养生方法与现代养生理念完美结合，将成为中医养生书籍的一大亮点，也是一大难点。

　　湖南，荆楚之域，中医文化底蕴深厚。古有炎帝神农遍尝百草、卒于炎陵，汉·苏耽橘井佳话，张仲景长沙衙门坐堂，唐·孙思邈龙山采药，宋·朱佐著《类编朱氏集验医方》，元·曾世荣有活幼之作，明·徐明善作《济生产宝》，清·周学霆撰《三指禅》；新中国成立初期，李聪甫、刘炳凡、欧阳锜、谭日强、夏度衡——湖南"中医五老"声名鹊起于中原；1973 年长沙马王堆汉墓 14 种古医书的出土，医经、经方、房中术、神仙术，四者毕俱，更是将湖湘中医显于杏林。其《十问》《合阴阳方》《杂禁方》《天下至道谈》等养生书籍多为世人所知晓称道;《导引图》、"七损八益"、"寒头暖足"等养生理念、养生手段，在当今仍有着现实指导意义。自出土之日始，一批批考古、文献学专家对其深入细致研究，也因此为本书的编撰提供了更多更好的素材。

本书以马王堆汉墓出土的古医书为基础，试图将两千多年前的、独具湖湘地域特色的马王堆古汉养生文化与现代先进养生理念相结合，以大讲堂的形式分别阐述马王堆汉墓文化、中医"精气神"养生理念、具体的养生方药、气功导引等内容，以及与现代养生理念结合后的体会与应用。一方面有利于更好地宣传湖湘中医文化，促进湖湘中医事业的发展繁荣；另一方面也是为了将马王堆古汉养生文化公之于众、泽被后世。

本书中有关马王堆汉墓帛书原文中的异体字、假借字随文注出，外加（ ）号；原有错字，随文注明正字，外加〈 〉号；原已涂去的废字，用○代替；原有脱字，随文补出，外加【 】号；由于部分帛书已经残损严重，不能辨识或无法补出的残缺字，用□表示，在此一并说明。

本书出版后，在中医药行业内和社会学界产生了较大的反响，对构建湖湘"精气神"的养生理念，普及与推广马王堆养生文化，产生了积极的作用。此次再版，略做修订，不当之处，敬请各位专家学者批评指正，提出宝贵意见！

湖南中医药大学　何清湖

2017 年 6 月 1 日

　　本著作系湖南省哲学社会科学基金重点项目"基于民生视角的养生文化研究——马王堆古汉养生文化的实证分析"（项目编号：11ZDB071）阶段性研究成果。同时，本著作由湖南省中医药文化研究基地资助出版，在此表示感谢！

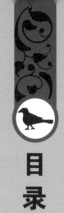

目录

马王堆传奇篇

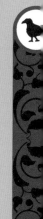

存神篇

后　记

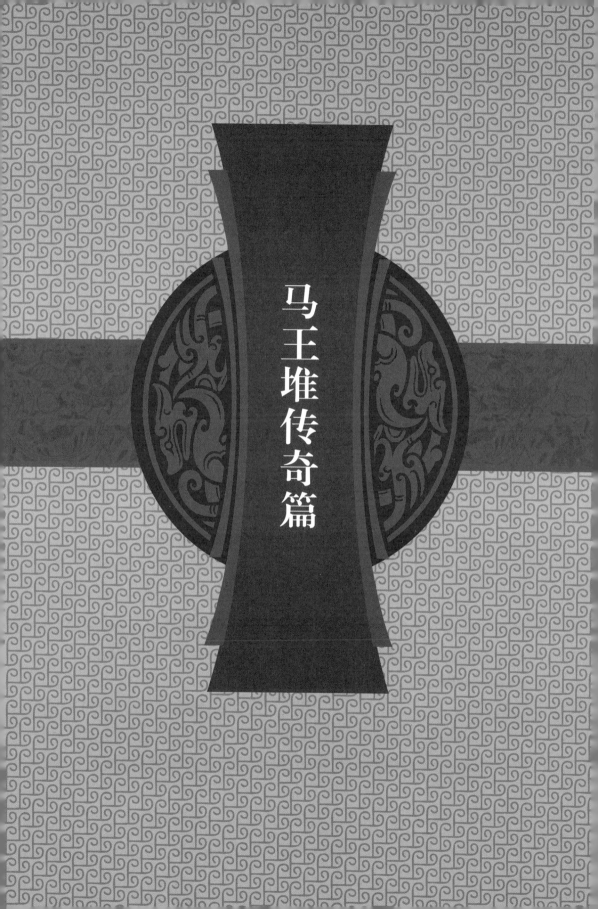

马王堆传奇篇

第一讲

2200 年前的神秘夫人"现形"记

一、来自地下的声音——"辛追"的千年不朽神话

马王堆畅想

长沙是湖南省省会，中国南方的名城，有 3000 多年的悠久历史。先秦时期，这里是楚国的青阳之地；秦代为长沙郡治；西汉是长沙诸侯国的都城，因其濒临湘水，所以在当时又称作临湘；隋代才正式称为长沙。几千年的历史沧桑，赋予了这片土地丰富的历史遗迹和古老的神话传说。

在长沙市东郊的五里牌乡（今长沙市芙蓉区马王堆街道内），有两个引人

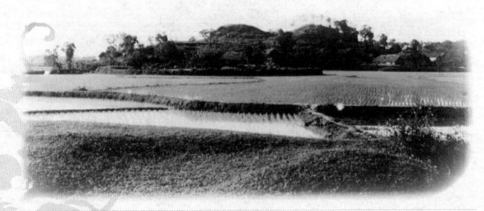

马王堆汉墓外景照片

注目的小土丘，因为外形很像马的鞍具，所以被当地人叫作"马鞍堆"，后来讹传为"马王堆"。长期以来，人们坚定不移地认为，马王堆是一座帝王贵族的陵寝，在它的怀抱中一定安息着一位叱咤风云的帝王。

有人说，马王堆是五代十国时楚王马殷的家族墓地。

也有人说，马王堆是汉景帝妃子程姬、唐姬的墓地，《湖南通志》《长沙县志》就沿袭这一说法，故又称"二姬墓"。

那么，历史的真相到底是什么呢？

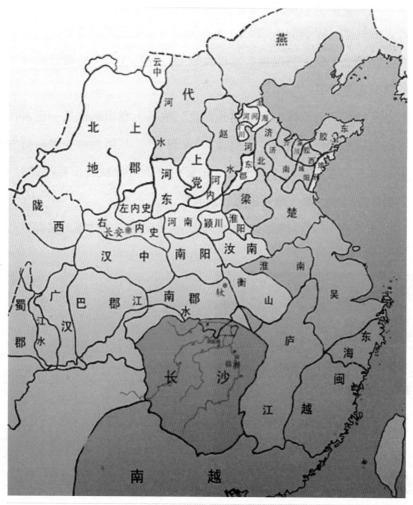

西汉政区及吴氏长沙国、轪侯封地示意图

刘邦创建汉朝后，论功行赏。原秦番阳令吴芮因率部助刘邦亡秦灭楚，封为长沙王。吴氏长沙国辖境，北至今湖北南部，南抵今广东连州市，东达今江西鄱阳湖，西与今贵州为邻。

揭开历史的沉幕

故事还得从1971年年底开始说起，当时马王堆这个万顷平原上的一片高地，被当地某部队医院看中，要在这里兴建地下病房和地下手术室。但在施工的过程中，总是遇到奇怪的塌方。工人用钢钎四处探测，忽然从钻孔里冒出了呛人的气体，吸烟的人用火去点，气流马上变成了一道蓝色火焰。人们惊恐不已，马上把这一情况报告给医院领导，辗转3天，电话最后才幸运地转到了湖南省博物馆。

接电话的是湖南省博物馆副馆长侯良，他马上意识到这是一座古代的墓葬。湖南土话把这样的墓叫"火坑墓""火洞子"，是因为墓中保存有大量沼气，说明墓葬一直封闭得十分严实，里面的文物可能就会保存得比较完好。但是当侯良赶到时，离火焰喷出已经3天了。

1972年1月16日，怀着兴奋的心情，考古队正式对神秘的墓葬进行科学

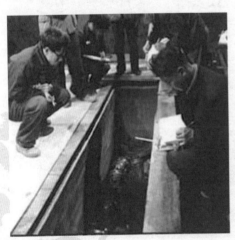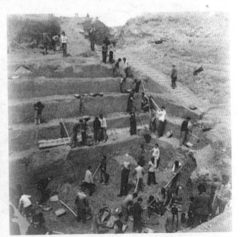

马王堆一号墓发掘现场

挖掘。推土机清理掉多达2万多立方米的封土后，专家们迅速找到了墓口。墓口长19.5米，宽17.8米，如此宏大规模的汉墓当时在湖南实属首见。

正当人们怀着期待的心情坚持繁重的工作时，一个坏消息传来，发现了三个盗洞，两个呈方形，一个为圆形。人们有些灰心，但发掘还要继续。谁知往下挖至五六米时，方形盗洞竟然消失了，但直径达1.2米的圆形盗洞仍笔直地朝着墓葬的下方插去，跟着考古队，没完没了。然而挖至即将抵达椁室的17米深处时，圆形盗洞也消失了，考古队终于如释重负。

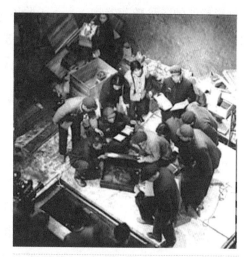

马王堆一号墓椁室发掘现场

3月底，人们挖到了一层灰白的白膏泥，经验告诉大家，墓主人的椁室就要重见天日了。白膏泥的下面是一层厚厚的黑色木炭，足能装满整整4卡车，估计超过5吨。

4月12日，墓室的宝藏——墓主的棺椁终于出现在人们面前。这是一个方形的墓，深20米，从上到下逐渐缩小，像漏斗的模样。漏斗的底部摆放着4米多长、1.5米高的椁室。考古专家们用钢棍撬开第一层盖板和边框，走进了沉睡于地下两千多年的神秘殿堂。

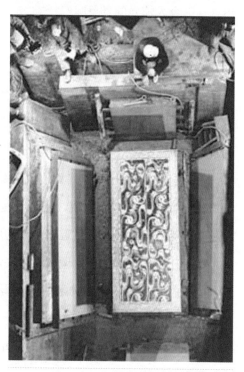

马王堆一号墓棺室发掘现场

当年主持马王堆汉墓发掘工作的熊传新回忆说:"当东方现出朝霞,太阳冉冉升起时,我们打开了北边箱,箱内放着密密麻麻、上下重叠、古里古怪、色彩艳丽的各种随葬器物,一下子驱散了考古发掘人员几天来的困倦与劳累,一边惊叹,一边争问:'这是什么?''那是什么?'待东边、南北和西边的边箱都揭开后,大家激动起来了,每个边箱都放满了随葬物。"

经过4天4夜的连续作战,终于将4个边箱内的一千多件随葬品转移到了博物馆。人们见到了期待中的宝物——马王堆一号墓的棺室。

墓主浮出水面

这里面究竟藏着一位什么样的人物?

在这个埋藏有千年不朽的藕片、树叶以及色泽如新的随葬漆器的巨型墓葬中,还会出现什么令人惊异的景象呢?

人们急切地等待着开棺的一刻。

开棺的过程再次出乎人们的意料。庞大的棺材竟然套装有4层。最里面才是安放墓主人遗体的内棺,棺盖上覆盖着一块"T"形的神秘帛画。

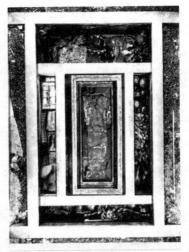

马王堆一号墓椁室

这幅长达两米并且完好无损的巨幅帛画是中国考古史上的首次发现。帛画上复杂的形象透露了墓主人什么样的内心隐秘?它为什么放置在最靠近墓主人的内棺上呢?

此时还无法细究这些问题,人们决定先在墓坑里打开内棺。

内棺打开,人们看到的是一团裹得严严实实的丝绸物,神秘的墓主人还是没有露面。

为了更好地保护文物,人们费了九牛二虎之力,把墓主人连同棺材完整地取回到了博物馆。

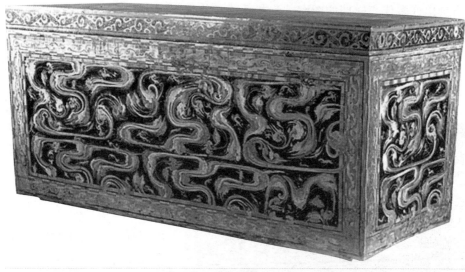

马王堆一号墓黑地彩绘漆棺

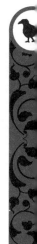

庞大的4层棺椁都用上好的天然木料打造，一共使用了70块木板。所有的棺椁全部是靠着能工巧匠的技艺用卯榫的办法拼接起来的。

最外面是庄重的黑漆素棺，通体涂满黑色的漆，没有丝毫装饰。

第二层是黑地彩绘漆棺，黑色的底子上用金黄色绘出复杂多变的云气纹，纹路间穿插着111个怪兽或者神仙。图案想象力丰富，线条粗犷，洋溢着远古时代的神秘气息。

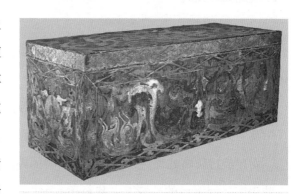

马王堆一号墓朱地彩绘漆棺

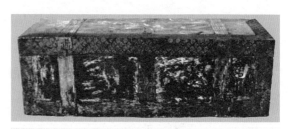

马王堆一号墓内棺

第三层是朱地彩绘漆棺，红色的底子上用绿色、褐色、黄色等各种颜色，描绘出许多代表祥瑞的图案，一共画了6条龙、3只虎、3只鹿、1只凤和1个仙人。和外面的棺椁相比，这个棺椁显得富丽堂皇。

最里面是内棺，棺身涂满黑漆，外面用帛和绣锦装饰。考古人员还是第一次看到这样修饰的棺椁。

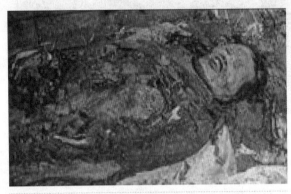

马王堆一号墓墓主

要见到墓主人的面目，必须先揭开裹在外面的丝绸物品。

为了剥开主人身上的丝织品，又花了整整1个星期时间。墓主人的身上裹了20层衣物，有丝绸、麻织品，春夏秋冬的衣服几乎俱全了。在揭衣物的过程中，人们不断闻到一股强烈的酸臭气。如果尸体早已完全腐烂，怎么还会有这种气味呢？

难道真的会出现奇迹吗？焦急的人们在等待着答案。

墓主人终于露出了面容，所有在场的人们都目瞪口呆。

女尸经过防腐处理后，被送到了当时的湖南省医学院。她不像一具古尸，皮肤仍旧是淡黄色的，按下去甚至还有弹性，部分关节能够活动。注射防腐剂时，软组织随时鼓起，以后逐渐扩散，和新鲜尸体十分相似。

这不仅是世界考古史上的奇迹，也是人类历史上的奇迹。从此，马王堆女尸的不朽成为人们不停追寻的疑问。

这时，墓葬的发掘工作已经基本结束，但是女尸的身份依然是一个谜团。在文物的清理过程中，人们发现了1枚印章，上面刻着"妾辛追"几个字，这说明墓主人的名字叫辛追。

另外，在一些随葬器物上，印有"軑侯家丞"和"軑侯家"的字样，根据史书记载，軑侯是西汉初年的一个侯爵，曾在长沙国担任丞相。由此基本确定墓葬的年代属于西汉初期，而由此也可判定地方志里关于五代十国楚王马殷墓的说法是错误的。

二、失望但不绝望——帛书、竹简更是宝

辛追究竟是谁?

为什么能拥有不朽的身躯?

她的家族有多显赫?

如果她不是軑侯的妻子，又会是谁呢?

从上面我们可以推断，马王堆是五代十国楚王马殷墓的说法已站不住脚了，难道真如地方志所说，是汉景帝妃子程姬、唐姬的墓? 在墓主人的身份未完全确定之前，连考古学家都对这种说法有点相信，因为奢侈的陪葬品似乎更符合皇妃的身份。而马王堆的两个土堆看起来确实很像是两个墓葬的封土，这说明在辛追墓的正东面还有一个二号墓。真的是两位皇妃的坟茔吗? 大家都在期待……

但軑侯家的东西怎么会出现在墓里? 有人解释说，可能是軑侯献给皇妃的。

为了进一步弄清真相，1973 年 11 月，在周恩来总理的亲自批示下，由当时湖南省委书记李振军任组长，国务院图博领导小组副组长王冶秋和考古组夏鼐所长任副组长的一支高规格的发掘领导小组进驻马王堆，开始对马王堆二号墓、三号墓进行发掘。

推开封土堆，考古专家们发现，当年发掘一号墓时，已经破坏了二号、三

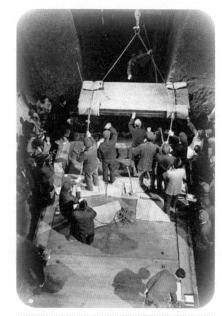

马王堆二号墓发掘现场

号墓的封土。由此表明，一号墓应是最后建成的。

一号墓和二号墓呈东西向排列，三号墓紧靠着一号墓的南侧。发掘工作从离一号墓最近的三号墓开始。

1973 年 11 月，马王堆一带又热闹起来。这一次人们的心情少了一些疑惑，多了几分期待，所有人都希望能在这个墓葬里再次获得惊喜。由于专家们有备而来，所以能对尸体做更好的保护和研究。一号墓主人辛追的身份和不朽之谜或许能在三号墓中找到答案。

这座墓室整体结构与一号墓大体相同，但规模略小，同样没有遭受盗墓者的破坏。当揭开椁板后，人们再次欢呼起来，椁室边箱中盛满了各类保存完好的随葬品。殓葬墓主人的棺木也十分完整。

吸取了发掘一号墓时没有能及时提取棺内液体的教训，专家们首先便在棺盖上钻孔，然后用事先准备好的真空泵提取棺液。

然而，挖掘的结果证实了人们的担忧，由于封闭不严，三号墓里严重渗水。

虽然棺内尚存部分棺液，但墓主人的尸体早已腐朽成一具骨架，棺液的价值也大打折扣。同样遗憾的是，覆盖墓主人尸体的各类衣物也早已只存朽迹。

后据医学家测定，三号墓主是一位 30 岁左右的年轻男子。关于女尸不朽的谜团并没有在三号墓中得到破解，而人们事先关于墓主人是两位皇妃的猜测也没有得到印证。

三号墓主人虽然没有给后人带来千年不朽的奇迹，但他留下了另一种珍贵的财富。

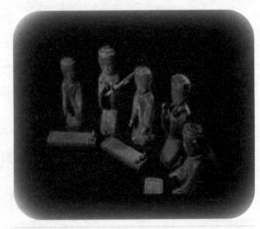

出土的文物

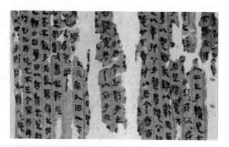

三号墓出土的帛书和竹简

长 234.6 厘米、上宽 141.6 厘米、下宽 50 厘米。

原置于内棺盖上。主题与一号墓帛画相同，只是布局和构图略有差别。如天上只有一日而非九日，满天星斗，天门下移至帛画中部，蛟龙亦无玉璧相扣，龙首相背，高低不同。下部的巨人亦未托举大地，而是双手擎龙。人间部分的墓主人肖像为头戴刘氏冠、身着红袍、腰间配长剑的男子。

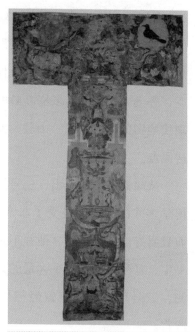

三号墓出土的 T 形帛画

那就是在三号墓里发现的大量的帛书和竹简，其涉及的内容十分广泛，它们反映了当时中国人出众的智慧和深厚的文化素养。12 万多字的帛书包括著名的古代典籍《周易》《老子》等，其中大部分是已经失传了一两千年的古籍。

这是继敦煌之后规模最大的一次古代典籍发现，马王堆的帛书和竹简在日后形成了一门独立的学科——马王堆学。

三号墓里还有一幅帛画——《导引图》，画面上的人正在做出各种动作。有的像鸟一样展开双臂，有的像熊一样笨拙地往上爬着，一共有 44 种动作，旁边还标有解说性的文字。这就是当时的健身体操，也许就是今天太极拳的雏形。

古代中国人在天文学方面的成就也令人惊叹。彗星图将彗星的形象和位置描绘得如此真实，几乎让人怀疑不是肉眼观察的结果。

墓里还有一幅《地形图》，方位上南下北，有比例尺。地图描绘的是东经

111度到112度30分，北纬23度到26度之间的地理状况，大体包括今天湖南、广东和广西交界的区域，向东一直延伸到今天的九龙、香港。这幅两千多岁高龄的地图具备了现代地图的四大要素：山脉、河流、道路和居民点。

从陪葬品可以看出，三号墓主人是一个博学多才的人，他接受了非常良好的教育，而且喜好读书。不过，他并不是一个文弱的书生，墓葬中也出土了大量的兵器。人们推测，三号墓主人可能曾经担任过长沙国的武官。

在三号墓里发现了两幅帛画，上面的男

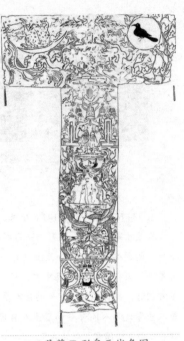

三号墓T形帛画线条图

人就是墓主人的形象。

这位年轻有为的武官为什么死于30来岁的壮年？是暴病而亡吗？或者还有别的更复杂的故事？

从历史记载看，西汉早年，南方的南越国曾经叛乱。长沙国是抵御南越国的前线，两个王国的军队发生过激战，而且战争的地点自然条件恶劣，双方伤亡惨重，

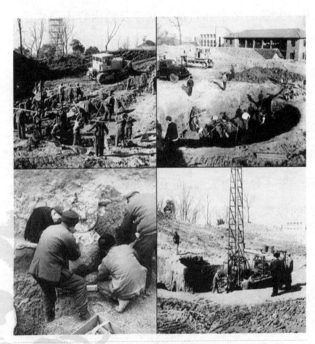

马王堆三号墓发掘现场

由此人们猜测，可能三号墓主人作为长沙国武官率领部队和叛军作战，不幸在征战中死亡，然后他被匆忙地运回长沙，匆忙地安葬。

三、掀起你的盖头来——原来是"丞相夫人"

三号墓墓主究竟是谁？

三号墓和一号墓主人又是什么关系呢？

几个月来的努力，人们仍然没有找到关于墓主人身份的明确线索，最后只有把希望寄托在二号墓上。

二号墓离一号墓西壁只有23米远，从1973年12月开始，人们对二号墓进行挖掘。

椭圆形的墓口，让所有在场的人都迷惑不已。同属于一个墓葬群，为什么会出现方圆不同的墓葬口呢？

虽然墓口不合常规，但肯定是一处墓葬。这个墓又会给我们留下些什么呢？挖掘开始不久，人们就接连发现了几个盗洞。

在其中一个盗洞中，意外地发现了一个唐代的瓷碗，这说明早在唐代，二号墓就可能被盗墓贼光顾。

二号墓的规格显然比一号墓和三号墓都差，随葬文物也显得寒酸。如果真的像传说的那样，一号墓和二号墓的主人都是皇妃的话，怎么会有这么大的差距呢？

由于墓室被毁坏，里面一片狼藉，考古人员不得不在泥水中摸索，忽然有人从淤泥中拣出了两枚印章，分别是"軑侯之印"和"利苍"玉印。从印章上看，二号墓的主人确定是軑侯，名叫利仓。軑侯字样的铭文在一、二号墓的随葬品上曾多次出现。

軑侯利苍曾在西汉初年担任长沙国丞相。如果墓主人的身份确凿无疑，那么还应该有一枚"长沙丞相"的印章。

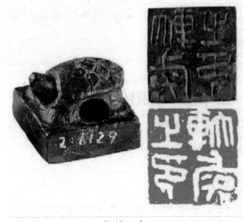

軑侯玉印

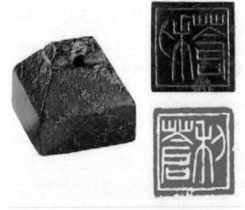

利苍之印

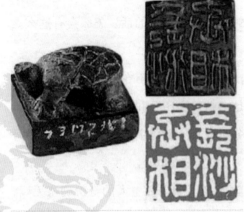

长沙丞相印章

后来，把文物清完以后，把椁底板全部吊上来，而且把椁底板下面的淤泥全部运回来清洗，"长沙丞相"印章总算找到了。

三枚印章成为二号墓最大的贡献，三个墓葬主人的身份终于有了确切的答案，所有传说和猜测就此结束。二号墓主人是利苍本人，一号墓的主人毫无疑问是利苍的妻子，侯爵夫人，三号墓的主人应该是利苍的儿子。

但许多年来，对于三号墓主是谁，这个看似简单的问题仍让专家们争论不已。

2004年，在纪念马王堆汉墓发掘30周年国际学术讨论会上，曾有考古专家"爆炸性"地提出一种看法：三号墓主是"第三者"。

根据常规意见，三号墓主身份有两种可能：一是利苍夫妇的儿子，但并非第二代軑侯利豨，而是利豨的1个兄弟，可这无法解释为什么利豨没有和他们安葬在一起；二是利豨本人，但作为第二代軑侯，墓地规模又显得太小了。对于"三号墓主是'第三者'"的看法，专家分析说，汉初人们对男女关系的看法远没有明清时期那么封建，也不一定要求女性"从一而终"。根据史料，利苍死时辛追还只有 30 岁，她完全有可能再婚，而三号墓主也就有可能是辛追的第二任丈夫。专家们建议，对三号墓主和辛追进行 DNA 测试，以验证他们之间的关系。

第二讲

震惊世界的"古墓三宝"

一、丞相夫人

悠悠往事，芸芸古人，在几千年的历史长卷中静静地深埋于尘封的黄土之中。后世把目光投向那神秘莫测的古墓，希望明白那些种种谜团的真相。然而，当考古工作者移走墓上一层层的泥土后发现，展现在眼前的仍然是不尽的思索和探求。

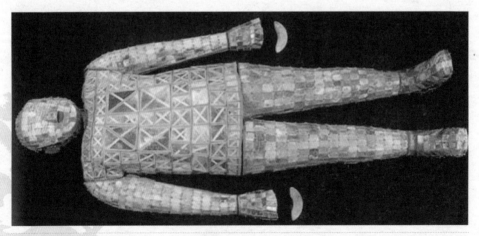

满城汉墓出土的金缕玉衣

汉代人相信用金缕玉衣装敛能使尸骨不腐，这有无科学道理呢？丞相夫人辛追的出土，震惊了世界。人们无比惊讶，为什么历经2200余年，这具女尸不但外形完整，而且面色鲜活，发色如真。经过解剖发现，其内脏器官完整无损，血管结构清楚，骨质组织完好，部分关节能够活动，甚至腹内一些食物仍存。仿佛这具女尸不是千年的遗留，而是刚刚谢世而去。这千年不腐的女尸，带给人们一个个不解之谜，困惑着每个人的心头。有些问题也许能在未来得到破解，有些问题可能永远都找不到答案。虽然文字记载的历史完全忽略了她，但两千多年后，她却比丈夫和儿子更引人注目。

死因探秘

这个雍容华贵的丞相夫人是因为年老和疾病去世，还是死于处心积虑的谋杀？

女尸出土后，为了进一步了解女尸的生理状况，人们经过仔细的研究，决定对古尸进行解剖。女尸很快被送往当时的湖南医学院。由于尸体保存得非常完好，各地前来的专家、学者得以在解剖学、组织学、微生物学、寄生虫学、病理学、化学、生物化学、生物物理学、临床医学以及中医药学等诸多方面进行深入的协作和研究。通过肉眼观察及病理组织、电镜观察、X射线、寄生虫学研究、毒物分析等，对女尸的死亡年龄、血型、疾病、死因等诸方面做了鉴定结论。

1. 自杀

解剖显示，女尸生前患有多种疾病，如冠心病、多发性胆石症、日本血吸虫病和第四五腰椎间盘脱出或变形、右臂骨折等，50岁左右死亡。尸体光滑的皮肤说明，她并没有忍受长久疾病的折磨，而属于猝死。这引起了人们的怀疑，她会不会是自杀的？

2. 谋杀

医学家在颅骨里发现了汞的残留，难道她真的死于处心积虑的谋杀？可是科学家认为，这些微量的汞还不至于导致人的死亡。西汉贵族流行服用所谓"仙丹"，"仙丹"其实都是用天然矿物炼制而成，含有微量的汞，对身体有害无益。

那么，她究竟是怎么死的呢？

人们在女尸的胃肠中发现了138粒半还没有消化的甜瓜瓜子。也就是说，在死亡前不到一天的时间里，她曾经吃了大量的甜瓜，她一定是个喜好甜食贪嘴的女人。贪嘴能致人死命吗？

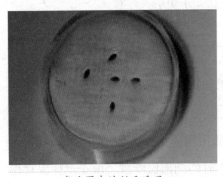

辛追胃中的甜瓜瓜子

人们想到，在墓中还发现了不少动物的骨骼，有兽类、禽类和鱼类，它们大部分都是女主人的食物，辛追一定是个十分讲究吃喝的人。

医生再次仔细检查了辛追的生理状况，发现她患有胆结石，一块石头就堵在十二指肠口，食用太多甜瓜会引起胆绞痛。而辛追同时还患有严重的冠心病，70%的冠状动脉堵塞。最后推断，辛追死于胆绞痛诱发的冠心病。

能如此清晰地了解2200年前人类的死因，在考古史上也是绝无仅有的事情，这得益于尸体良好的保存状态。解剖结果说明，尸体只出现了早期腐败的症状，也就是说，当尸体暂时地被细菌侵蚀后，便成功地阻止了大自然的进攻，时间就此停止了。

千年不朽的传说

为什么历经2200年的时光，辛追依然能保持尸身不朽？

这又成为困扰考古学家的一道难题……

一般来说，古墓中的尸体留至今天，只有两种结果：一是腐烂。因为随葬品中大量的有机物质必然在有空气和水分、细菌的环境里很快腐烂，棺木也会腐朽，最后尸体也难免烂掉，只剩下骸骨，甚至一抔碎末。二是形成干尸。这是由于极为特殊的气候条件造成的。在特别干燥，或没有空气的地方，细菌等微生物难以生存，尸体迅速脱水，成了皮包骨的"干尸"，如古代埃及，人们曾经成功地保存了法老的尸体，做成了不朽的木乃伊。但是，木乃伊也只是一具干枯的外壳而已。

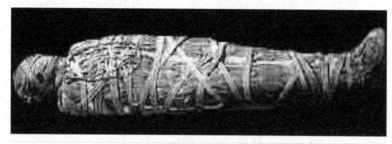

古埃及木乃伊

在马王堆之前，人们还没有发现过保存如此完好的湿尸。直到今天，人们还在不懈地探求马王堆女尸的不朽之谜，但没有一种解释能让人完全信服。据考证，可能有以下五方面原因：

其一，尸体的防腐处理好。经化学鉴定它的棺液沉淀物中含有大量的硫化汞、乙醇和乙酸等物。证明女尸是经过了汞处理和浸泡处理的，其中硫化汞在尸体防腐固定上的作用是很明显的。

其二，墓室深。从墓室的条件看，整个墓室建筑在地下 16 米以下的地方。上面还有底径 50～60 米、高 20 多米的大封土堆。既不透水，也不透气，更不透光。这就基本隔绝了地表的物理和化学因素的影响。

其三，封闭严。墓室的周壁均用黏性强、可塑性大、密封性好的白膏泥筑成。泥层厚约 1 米。在白膏泥的内面还衬有厚约半米的木炭层，共约 1 万多斤。墓室筑成后，墓坑再用五花土夯实。这样，整个墓室就与地面的大气完全隔绝了，并能保持 18℃ 左右的相对恒温，不但隔断了光的照射，还防止了地下水流入墓室。

其四，隔绝了空气。由于密封好，墓室中已接近真空，具备了缺氧的条件。厌氧菌开始繁殖。在椁室中存放的丝麻织物、漆器、木俑、乐器、竹简等有机物，特别是陪葬的大量的食物、植物种子、中草药材等，产生了可燃的沼气。从而加大了墓室内的压强。沼气能杀菌。高压也能使细菌无法生存。

其五，棺椁中存有神奇的棺液，起到了防腐和保存尸体的作用。据查，椁内的液体约深 40 厘米。但它们都不是人造的防腐液。那么，这些棺液是哪里来的呢？经科学分析研究，椁内的液体是由白膏泥、木炭、木料中的少量水分、水蒸气凝聚而成的。内棺中的液体则是由女尸身体内的液体化成的"尸解水"等形成。正因为有这种自然形成的棺液才防止了尸体腐败，并使得尸体的软组织保持了弹性，肤色如初，栩栩如生。

千年的亡魂，在重见光日之时，随同所有出土的文物，散发着迷人的光芒，让人流连于不解的迷宫长廊之中。

其实你不懂辛追的心——快乐或悲伤

2002 年 3 月，应湖南省博物馆的请求，中国刑警学院法医系教授赵成文开始复原辛追的形象。为了工作的方便，赵教授设计了一套叫作 CCK-3 型人像模拟系统的软件，可以通过尸体的骸骨复原死者的面貌。赵教授认为，人的面相关键取决于颅骨的形状。只要颅骨保留完整，两千多年前的女尸与日常破案中遇到的尸体基本上没有区别。

复原主要依据辛追颅骨的 X 光片、出土时拍摄的面部照片，以及帛画和相关历史文献资料。赵教授在电脑上完成了对辛追面容的复原。

辛追的面相在 3 个年龄阶段各有特点：18 岁的辛追面庞红润，柳叶眉，杏核眼，小尖鼻，薄唇嘴，眉宇中透着一股灵气；30 岁的辛追较 18 岁时略显丰满，眉毛微微上翘，眼神中流露出一种干练；50 岁的辛追一眼看去雍容华贵，却面带病容，鱼尾纹布满眼角，眼袋下垂。

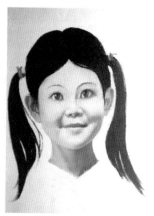 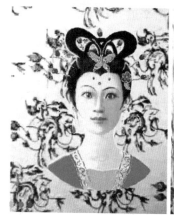 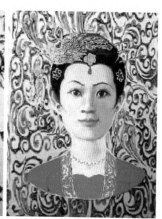

复原辛追 6～7 岁的面相　　复原辛追 18 岁的面相　　复原辛追 30 岁的面相（正面）

看起来，她是一位地道的中国美女，而根据尸体的身长，还可以推断出她年轻时大约有 1.6 米高。人们据此又复原出了辛追年轻时的蜡像。

没有记录可以查寻辛追的来历，人们推断这位美女在很年轻时就嫁给了比她年长的利苍。

丈夫去世时，辛追只有 30 多岁，家境也比较一般。之后，利苍的儿子利豨继承了侯爵的封号，一家人仍旧留在长沙。

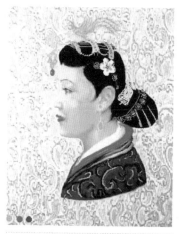 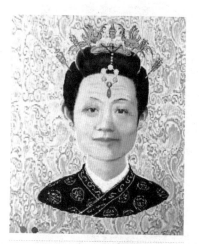

复原辛追 30 岁的面相（侧面）　　　　复原辛追 50 岁的面相

没有人能确切地描绘出辛追当年的故事，她有着什么样的痛苦？遇到过什么困惑？或许还有过什么风流韵事？一位像她这样美貌而守寡的侯爵夫人是如何经营丈夫的家业的呢？

利苍死后，軑侯家的府邸不仅没有衰落，反而越发兴盛和热闹起来，辛追到底靠什么积蓄了如此多的财富呢？也许她投靠了什么权贵，或者有什么特别的手段，答案早已沉入历史的深处，我们只能靠想象去描绘辛追的人生。

她也许是快乐的，锦衣玉食宠坏了她，她在家里为所欲为，不懂得节制和收敛。当衰老一步步逼近，她充满了恐惧，于是把所有的寄托都放在了死后的宫殿上，驱使大量人力为自己营造另一座豪华住所，还不惜挥金如土，定制昂贵的漆器和丝织品。

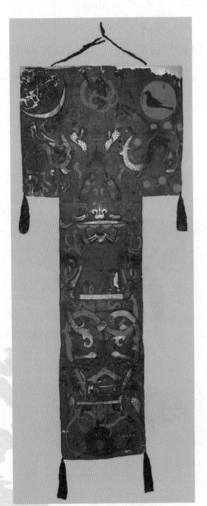

当年在发掘过程中，人们都对内棺上这幅用帛织成的画感到迷惑，在后来的很长时间里，这幅T形帛画始终散发着独特的魅力，吸引着人们，因为它不仅是一幅美妙的艺术作品，而且还透露了辛追内心的秘密，透露了当时中国人对宇宙和生死的认识。

一号墓T形帛画

长205厘米，上宽92厘米，下宽47.7厘米。出殡时张举在棺前的"铭旌"，下葬时覆盖在棺上。"遣策"称之为"非衣"。画面从上至下分天上、人间和地下三部分。

整幅帛画用浪漫的手法表现了古人对天国的想象和永生的追求，具有极高的艺术价值。

帛画有 2 米多长，一共分 3 个部分，下面是地狱，中间是人间，上面是天堂。

地狱倒也不太可怕，一个赤裸着上身的男子，双脚踩在怪鱼身上，用头和双手顶着地面。

人间的情景就是辛追当年生活的写照。她是一个雍容的老妇，在仆人们的环拥下，神态安详而略有些忧伤。

这幅肖像画比例合适，线条流畅，使得人物生动有神，是中国传统人物绘画中的精品。

辛追向往的天堂是这样的：奇怪的九个太阳在巨大的树枝间照耀，最大的太阳中间站着一只金色的乌鸦。弯弯的月亮里，有传说中的玉兔和蟾蜍，旁边还有一个仙女在飞舞。帛画最上端的中央应当是天神，她是一位长着蛇身的女

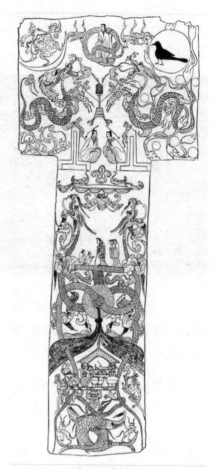

一号墓 T 形帛画线条图

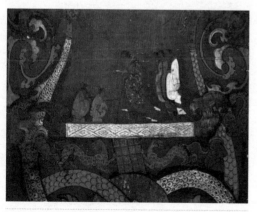

T 形帛画局部图（人间部分）

子，也许就是中国人心目中的创世主——女娲。

人们猜测，这幅帛画其实是一种叫幡的东西，用来召唤死者的灵魂。也许辛追并不肯定自己能升入天堂，所以特意制作了这样一面精致的幡来引导自己的灵魂，不要走错了道路。

辛追只顾着营造死后的世界，却没有预料到，她苦心经营的家族在后来的发展中并不顺利。

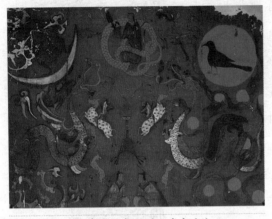

T形帛画局部图（天堂部分）

根据史书记载，利豨死后，他的儿子第三代軑侯离开长沙，到首都长安做官，之后，第四代軑侯又担任过武官，因为擅自调兵而被判处死刑，遇到赦免才留了一条性命，不得不回到原籍。

史书关于軑侯家族的记载就此终结，辛追死后短短几十年，一度繁华庞大的家族就不复存在，她的后人成为平民，从前的富贵烟云一样消散。

侯爵夫人辛追为世界留下了大笔珍贵的文物和很多解不开的谜团，但她本人的心愿却在历史的尘埃中无可挽回地凋落了。

二、素纱襌衣

"素纱襌衣"（襌，也写作禅，音 dān，是单衣的意思），一号墓出土，国家一级文物，现藏于湖南省博物馆。

那么，"素纱襌衣"这个名字是怎么来的呢？

我国古代丝绸品类众多，根据组织结构的不同，可以分成绫、

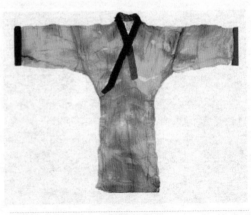

素纱襌衣

罗、绸、缎、锦、绣、绢、纱等。在众多的丝绸品类中，纱是最先出现的。纱的组织结构简单，为平纹交织，表面分布均匀的方孔，所谓"方孔为纱"。《古今服纬》解释"纱"的命名由来，说："言其孔可漏沙也。"可见，纱织得比较疏松，孔眼充满织物的表面，空隙大，故显得轻薄。古人形容"轻纱薄如空""举之若无"，确实如此，并不夸张。纱中最轻薄透明的又称"轻容"。没有经过染色的白纱，就叫素纱。

襌衣，《说文解字》曰"襌，衣不重也"，《礼记·玉藻》曰"襌为絅"，郑注曰"絅，有衣裳而无里"。由此可见，襌衣就是单衣，没有衬里的衣裳。

提起这个"襌"字，还有一段有趣的佳话。在当时的发掘报告上，曾误写为"禅"衣，"禅衣"就是和佛教有关，和尚或者尼姑穿的。周总理发现了这个错误，就加了一点，变成"襌"衣。这件事让大家非常感动，当时有人说："周总理是天下第一忙人，连一个小点都不放过，可见我们在工作中是万万不能大意的。"这也说明了这件稀世国宝是何等的珍贵，受到何等的重视。

素纱襌衣的尺寸非常宽大，衣领到下摆长 128 厘米，通袖长 190 厘米，称得上是宽袍大袖。而且在领口、袖口和下摆，还镶有厚厚的几何纹绒圈锦，光是这些绒圈锦，就占了很大的分量。素纱丝缕极细，共用料约 2.6 平方米，出土之时，曾对两件衣服进行称重，结果惊奇地发现，一件只有 49 克，另一件只有 48 克，都还不到一两！折叠后甚至可以放入火柴盒中。据专家估算，即使用复印纸做一件同样大小的衣服，重量也要超过 100 克！

缭绫

唐·白居易

缭绫缭绫何所似，不似罗绡与纨绮；

应似天台山上月明前，四十五尺瀑布泉。

中有文章又奇绝，地铺白烟花簇雪。

织者何人衣者谁？越溪寒女汉宫姬。

……

咏诵这诗句，我们总以为诗中对那飘缈如雾般轻盈、晶莹如水般剔透的缭绫的描写不过是诗人的艺术夸张。直至素纱襌衣的出土，才证实了诗人的描写并非凭想象夸张而作，而是据实形象化的写真。据当时考古专家回忆说，

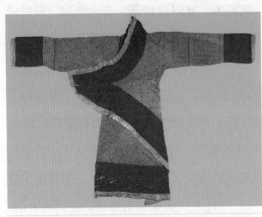

罗地"信期绣"丝绵袍（一号墓出土）

曾将六层素纱襌衣叠在一起，放在人民日报上还可以读报，你完全难以想象这件织物的透明度，真是"薄如蝉翼""轻若烟雾"，且色彩鲜艳，纹饰绚丽。代表了西汉初养蚕、缫丝、织造工艺的最高水平，也是西汉纱织水平的代表作，更是楚汉文化的骄傲。

素纱襌衣一面世，就在社会各界引起过广泛热烈的争论。人类发明衣裳，无非一是保暖，二是遮羞。素纱襌衣通体透明，薄若无物，作内衣穿，却不能蔽体遮羞；作外衣穿，又不能防风保暖。

那它到底是干什么用的？它怎么穿呢？

内衣

首先，有人提出来，这件衣服如此轻薄，肯定是一件内衣，而且还把它命名为"情趣内衣"，说是辛追夫人为了取悦丈夫、争宠献媚的宝物，它可能是世界上最早发现的一件性感内衣。

汉代的性医学很发达，在

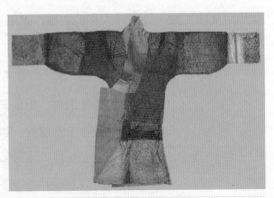

印花敷彩丝绵袍（一号墓出土）

马王堆三号墓出土的大量帛书、竹简中，就有很多内容涉及性学这方面的东西；另外，根据已发掘出的一些汉代王室、诸侯王的墓，也发现有一些性器具，因此"情趣内衣"的说法也不无道理。

但是，"内衣说"很快遭到学术界的怀疑。为什么呢？

辛追去世时已经53岁，应该早已经过了争风邀宠的年龄，而且她贵为軑侯夫人，长沙国的丞相之妻，和那些歌伎舞女，身份地位有天壤之别，再加上深受中国传统的含蓄审美要求，怎么可能会有这么一件性感内衣呢？换句话说，即使真有，她的儿女也不会把一件性感内衣葬进母亲的墓穴。

外衣

后来，学术界普遍倾向于它是一件外衣，而且是古代女子出嫁时套在婚礼服外面的罩衫。这样既可以遮挡路上的灰尘，又能显露里面的华美衣服。

"婿御妇车，授绥姆辞不受。妇乘以几，姆加景乃驱。"

——《仪礼·士昏礼》

这里描写的是非常烦琐的古代婚礼仪式。意思是说，夫婿的车夫登上迎娶新妇的马车，将登车挽手用的绳索交给新妇的乳母，乳母推辞而不接受。然后新妇踩矮桌登车，乳母给新妇套上景衣，车夫驾驭上路。

东汉经学大师郑玄注释："景之制盖如明衣，加之以为行道御尘，令衣鲜明也。景也明也。"也就是说，景衣的用途和明衣差不多，穿上景衣目的是既遮挡路途上飞扬的灰尘，又让里面的锦衣文饰显露得鲜明。景也是明。

又注："景与綗、褧，音相近，

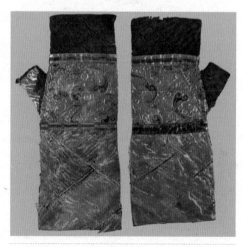

信期绣"千金"绦手套（一号墓出土）

义正同。""景衣""絅衣""褧衣"即"禅衣"也。

《诗经》中多处提到"景衣",但都用"褧衣"的名称。如《郑风·丰》,是周代郑国民间的一首自由奔放、热情直率的恋歌。其中有"衣锦褧衣,裳锦褧裳。叔兮伯兮,驾予与行"。唐代学者孔颖达注释"褧衣",说"禅縠为之",即用单面纱制作的衣裳;又说"妇人之服尚轻细,且欲露锦文,必不用厚缯矣"。

从功用方面上看,马王堆汉墓出土的"素纱禅衣"是合乎"景衣"或"褧衣"要求的。素纱禅衣可能是古代女子出嫁时套在婚礼服外面的罩衫。

我们知道,辛追应该是一个非常爱美的女人。她的随葬品中,最引人注目的就是化妆盒,里面装着唇膏、胭脂、扑粉等全套的化妆品,还有精美的梳洗用具,铜镜、镊子、木梳等一应俱全。衣服就更是繁华富丽,争奇斗艳,刺绣巧夺天工,织锦设计精心,印染色彩华丽。相比之下,反而是素纱禅衣显得格外朴素暗淡,这也从侧面证明了素纱禅衣是起到了"雾里看花"的映衬作用。

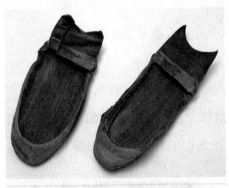

丝履(一号墓出土)

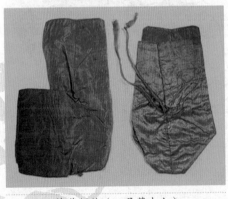

绛紫绢袜(一号墓出土)

上古三代,夏代尚黑、商代尚白、周代尚红。汉代与周代一样,也尚红。我们可以想象一下,年轻的辛追夫人,里面穿着大红的嫁衣,外面套上轻如鸿毛的素纱禅衣,如雾里看花,云中见月,平添一层朦胧美。这正可谓:"看红装素裹,分外妖娆。"微风吹拂下,飘飘欲仙。所以,婚礼的情景给她留下了美好的回忆,坚守

"视死如生"信念的軑侯夫人，珍惜自己穿过的婚礼服，把它作为殉葬品带入坟墓是很容易理解的。

三、养生方

常言道："有两种东西丧失后才发现它们的价值——青春与健康。"的确，青春充满活力，健康带来生机。衣食足而思体健。"老人要长寿，中年要健康，青年要健壮，少儿要健脑，妇女要健美，儿童要健长"，早已成为千家万户人的共识。健康是生命力的基础，只要身体健康，即便青春已逝，也会"竹叶青青不肯黄，枝条楚楚耐严霜"。

"远古民人居禽兽之间，动作以避寒，阴居以避暑。"（《素问·移精变气论》）彭祖，常食桂芝，善导引行气，历夏至殷商寿八百余岁；华佗，练"五禽戏"，年且百岁犹有壮容。养生长寿，亘古不变的话题，为历代帝王将相所追捧。据说，秦始皇曾派1000童男童女，远赴仙山求灵药。马王堆汉墓出土的大量帛书、竹简中，同样不乏养生长寿秘笈，为后世研究提供了许多思路，不愧为马王堆汉墓三宝之一。

笔者认为对于马王堆汉墓养生方当有两种不同的理解。

狭义养生方

狭义养生方即帛书《养生方》，主要有7个方面：

1. 治疗阳痿方，老不起、为醴、不起等。

2. 一般壮阳方，加、箅、（蜀）醪勺（酌）、治、麦卵、洒男、便进内等。

3. 一般补益方，轻身益力、除中益气、用少、治力、醪利中等。

4. 增强筋力方，折角、走、疾行等。

5. 治疗阴肿方，病最肿等。

6. 女子用药方，勺、益甘、戲、去毛等。

7. 房中补益方，食引等。

广义养生方

马王堆医籍中《养生方》《十问》《合阴阳》《天下至道谈》《导引图》等养生内容及方法，是对秦汉时期我国养生保健理论的一种最早、较全面的记载和论述。包括顺应自然、注意饮食、调节情志、劳逸结合、气功、导引和药物保健等诸多方面，在后面的章节都将有专题论述。《养生方》只是其中的一部分。

1. 顺应自然

马王堆古医书《十问》论述了人与自然的关系，认为人要健康长寿，就得顺从自然规律。

《十问》首先论述了万物与天地阴阳的关系，谓："黄帝问于天师曰：'万物何得而行？草木何得而长？日月何得而明？'天师曰：'尔察天地之情，阴阳为正，万物失之而不继，得之而赢。'"

按：万物的运动变化，树木花草的生长，太阳和月亮能放光明，都是以天地阴阳为准则，万物如果违背阴阳发展变化规律，就不能生存和繁衍，适应阴阳发展变化规律，就能兴旺地发展起来。

人是万物之一，人的生长、善恶、寿夭，也与自然息息相关。故《十问》谓："黄帝问于容成曰：'民始蒲（敷）淳溜刑，何得而生？溜刑成（体），何失而死？何曳（泄）之人也，有恶有好，有夭有寿？欲闻民气赢屈施（弛）张之故。'容成合（答）曰：'君若欲寿，则顺察天地之道。天气月尽月盈，故能长生。地气岁有寒暑，险易相取，故地久而不腐。君必察天地之请（情），而行之以身。有征可智（知），间虽圣人，非其所能，唯道者智（知）之。天地之至精，生于无征，长于无刑（形），成于无（体），得者寿长，失者夭死。'"

按：人有恶有善，有短命夭折和健康长寿之分。要健康长寿，就要了解天地自然的变化规律。天气变化如月之有圆有缺，所以能够长生；地理气候变化有严寒酷暑之分，地势高低不平而相辅相成，所以大地能够永世长存而不腐烂，人需根据天地变化的规律，亲自实践。然而自然规律无征可见，也无一定的形状体态，只有通晓自然规律，按规律办就长寿，不按规律办就短命夭折。

《十问》还说："坡（彼）生之多，尚（上）察于天，下播于地，能者必神，故能刑（形）解。明大道者，亓（其）行陵云，上自麋摇，水溜（流）能远，（龙）登能高，疾不力倦，□□□□□□□巫成昭□□□不死。巫成昭以四时为辅，天地为经，巫成昭与阴阳皆生。阴阳不死，巫成昭兴〈与〉相视，有道之士亦如此。"

按：那些生命力旺盛的人，上察天文，下知地理，善于养生，所以长寿，甚至能羽化登仙。如巫成昭（注：即务成照，传说为舜之师）能顺应四时变化，所以他与阴阳共存，长生不死。

适应自然的方法，《十问》认为主要是按照自然变化规律，进行呼吸吐纳，积聚精气。故曰："故善治气摶（抟）精者，以无征为积，精神泉益（溢），翕（吸）甘潞（露）以为积，饮摇（瑶）泉灵尊以为经，去恶好俗，神乃溜刑。翕（吸）气之道，必致之末，精生而不厥。尚（上）下皆精，塞〈寒〉温安生？息必探（深）而久，新气易守。宿气为老，新气为寿。"

按：善于呼吸吐纳、积聚精气的人，都在没有征兆的情况下很自然地蓄积，吸引甘露，去恶好善，精神健旺。吸引新鲜空气的原则，必导气运行于四肢之末，呼吸深而久，使精不断产生，人就长寿。

2. 注意饮食

饮食与人体健美的关系，《十问》亦有所论述。记述了与健美有关的食物有：

（1）"君必食阴以为当（常），助以柏实盛良，饮走兽泉英，可以却老复壮，曼泽有光。"即常食滋阴食品，加上柏实更好，饮牛羊奶，可以延缓衰老，容颜焕发而有神采。

（2）睡觉之前食“淳酒毒韭”，因为“草千岁者唯韭，故因而命之。亓（其）受天气也蚤（早），亓（其）受地气也葆，故辟聂（慑）（聂辟）（懹）胠（怯）者，食之恒张；目不蔡（察）者，食之恒明；耳不闻者，食之恒葱（聪）；春三月食之，苛疾不昌，筋骨益强，此胃（谓）百草之王……酒者，五谷之精气也，亓（其）人〈入〉中散溜（流），亓（其）人〈入〉理也彻而周，不胥卧而九（究）理，故以为百药由。”

“毒韭”即厚韭。韭菜受天地之气，常食可使皱纹展开，心气平和，眼睛明亮，听觉灵敏，春季食用疾病不生，筋骨强壮。酒，由五谷精气构成，能通行肌腠。

此外，《十问》还提出“于味也移”（饮食多样化），“饮毋过五，口必甘昧（味）”，“酒食五味，以志治气。目明耳葱（聪），被（皮）革有光，百脉充盈。”还认为“食不化”就会损伤人体，因此不要吃过量的饮食，不要败坏口味，要使饮食有益于人体健康。

3. 劳逸结合和调节情志

注意劳逸结合，适当劳动、休息和睡眠。《十问》首先强调，要适当地劳动才能活动肢节，强身祛病，如谓：“非事也，无以动亓（其）四支（肢）而移去其疾。”

其次又特别重视睡眠和休息。认为睡眠不仅是人类的需要，动物也同样需要。如谓：“夫卧，非徒生民之事也。举凫雁、鹄、萧（鹔）相（鹴）、蚖檀（蟺）、鱼鳖（鼈）、耎（蝡）动之徒，胥食而生者也；食者，胥卧而成者也。”

《十问》还认识到，夜晚不睡眠，不仅不能恢复体力，消除疲劳，而且会影响食物消化，引起食欲不振，并导致各种疾病。如谓“一昔（夕）不卧，百日不复”“夫卧，使食靡宵（消），散药以流刑者也”“食不化，必如扽（纯）鞫（鞠），是生甘心密墨，（危）汤（伤）劆（痹）惑（蹶），故道者敬卧”。

此外，《十问》还认识到情志对人体的影响，认为喜怒无常，不懂养生的规律，就会失去生机，指出："喜怒不时，不明大道，生气去之。"

4. 药物养生

在马王堆医书中，有《养生方》专门记载养生保健的医方，《杂疗方》也记载了部分养生保健的医方。

《养生方》中记载补益和增强身体精神、筋力的医方有：

① 取细辛、干姜、菌桂、乌喙，凡四物，各冶之。细辛四，干姜、菌桂、乌喙各二，并之，三指最（撮）以为后饭，益气，有（又）令人兔（面）泽。

② 取刑马脱脯之。段乌喙一升，以淳酒渍之，□去其宰（滓），□□□□□□□□□□□舆、蛑（蘩）冬各□□，革薢、牛膝各五□，□荚、桔梗、厚□二尺，乌喙十果（颗），并冶，以淳酒四斗渍之，毋去其宰（滓），以□□尽之，□□□以韦橐裹。食以二〈三〉指最（撮）为后饭。服之六末强，益寿。

③ 冶云母、销（消）松脂等，并以麦捖（丸）之，勿□手，令大如酸枣，□之吞一垸（丸）。日益一垸（丸），至十日；日后日捐一垸（丸），至十日，日□□□□□益损□□□□□，令人寿不老。

④ 为醪，细斩桼（漆）、节各一斗，以水五□□□□浚，以汁煮茈（紫）威□□□□□□，有（又）浚麹、麦麹各一斗，□□□，卒其时，即浚□□□□黍稻□□□各一斗，并□，以麹汁修（滫）之，如恒饭。取乌豪（喙）三果（颗），干姜五，焦□□，凡三物，甫□□投之。先置□罂（罂）中，即酿黍其上，□汁均沃之，有（又）以美酒十斗沃之，勿挠，□□□涂（涂）之。十一□孰（熟）矣，即发，勿釃，稍□□清汁尽，有（又）以□□酒沃，如此三而□□。以餔食饮一杯。已饮，身體（体）养（痒）者，靡（摩）之。服之百日，今目明耳葱（聪），末皆强，□□病及偏枯。

⑤ 燔蝺，冶。裹其灰以□牛，可以翕壶折角。益力。

⑥乌豪（喙）五，龙慨（葵）三，石韦、方（防）风、伏兔（菟）各
□，阴干，□□□□□□□去其　□□蛊（治）五物，入酒中一日一夜，
浚去其　（滓），以汁渍涤（潃）饭，如食顷，□□干，干有（又）复□□干，
索汁而成。

《杂疗方》中记载的内补养生方有：

益内利中：取醇酒半栖（杯），温之勿热。毁鸡卵，注汁酒中，挠，饮
之。恒以旦未食时饮之。始饮，饮一卵，明日饮二卵，明日饮三卵；其明日
复饮二卵，明日饮一卵。恒到三卵而【却，却】到一卵复益。

恒以八月、二月朔日始服，饮□□□□□。服之二时，使人面不焦，口
唇不干，利中益内。

5. 气功养生

①服石韦：气功养生根据不同的情况服用石韦汁。

去（却）谷者食石韦，朔日食质，日驾（加）一节，旬五而止；旬六始
铣（匡），日□一节，至晦而复质，与月进退。为首重足轻體（体）轸（胗），
则昫（呴）炊（吹）之，视利止。

按：这里指出却谷食气者服用石韦的两种方法：其一，不食谷物的人
服石韦汁，每月初一服食一节，以后每日增加一节，直到十五日停止增加。
十六日，月始圆后，每日减少一节，至月终恢复到月初的分量，根据月的盈
亏规律，确定增减。其二，如果出现头重脚轻，肢体发痛，就练气功，直到
好转为止。

②练习呼吸：根据不同时间，不同年龄练习呼吸。

食□者为昫（呴）炊（吹），则以始卧与始兴。凡昫（呴）中息而炊
（吹）。年廿【朝廿暮廿，二日之】莫（暮）二百；◎年卅者朝卅莫（暮）卅，
三日之莫（暮）三百，以此数推之。

按：首先指出食气者练呼吸的时间，应在每天晚上将卧和早晨刚起身时
为宜。其次练呼吸要根据不同年龄，决定练习次数，年20，早晨做20遍，

晚上做 20 遍，每 2 日晚上做 200 遍；年 30，早晚各 30 遍，每 3 日晚做 300 遍，其他年龄按此类推。

③四时食气宜忌：食气须按春夏秋冬四时不同的时刻和气候决定宜忌。

春食一去浊阳，和以铣光、朝暇（霞），昏清可。夏食一去汤风，和以朝暇（霞）、行暨，昏清可。秋食一去□□、霜雾，霜雾和以输阳、铣，昏清可。冬食一去凌阴，和以端阳、铣光、输阳、输阴，昏清可。

按：四时练功的宜忌是春忌在阳光混浊阴暗的气候下进行，宜在朗月当空、朝霞满天的气候下进行，早晚均可。夏忌在有热风的气候下进行，宜在日初出和阳光偏西的时刻进行，早晚均可。秋忌在有□□和霜雾的气候下进行，宜在明亮的阳光和月光下进行，早晚均可。冬忌在冰冻酷寒的时刻进行，宜在清露初凝，阳光暖人和明月当空的气候下进行，以便吸取日月之光，早晚均可。

④不宜气候练气的害处，春夏秋冬不宜气候下练气对人有害。

□□□□□者，□四塞，清风折首者也。？霜雾者，□□□□□□。浊阳者，黑四塞，天之乱气也，及日出而雾（雾）也。汤风者，□风也，热而中人者也，日□。凌阴者，入骨□□也，此五者不可食也。

按：冬天的酷寒之气充满四方，寒风袭来会使人头不能抬；秋天的严霜雾露弥漫四方，使人难以见到明亮的阳光；春天混浊阴暗之气充满四方，天气反复，在日出时大雾；夏天的热风，容易使人中暑。因此，在以上四种气候下不可练呼吸之功。

6. 导引养生

以《导引图》为代表，记有工笔彩绘 44 幅人物全身像，按上下分 4 排，老少均有，男女各半数，人物姿态动作各异，有坐式、站式、徒手运动、持器械操练等。《导引图》是我国迄今发现最早的导引图谱，真实地反映了秦汉时期操练导引的直观图像。它熔保健、治病于一炉，有病可治，无病强身，对后世华佗"五禽戏"的形成也有着很大影响。

第三讲

马王堆医书之最

马王堆汉墓的出土可谓改变了历史，据初步统计，三号墓出土帛书近 40 种，10 余万字，大多是失传已久的珍贵文献，内容涵盖政治、经济、哲学、历史、天文、地理、医学、军事、体育、文学、艺术等众多学科。一、三号墓还出土帛画 11 幅、遣策 722 支、医简 200 支。这批简帛蕴含许多科技成就，为研究古代科学、文化、医药和绘画艺术提供了十分珍贵的实物资料。

一、最早的经络学著作——《足臂十一脉灸经》《阴阳十一脉灸经》

《足臂十一脉灸经》

《足臂十一脉灸经》是迄今为止我国发现的最古老的一部经脉学著作。现存文字大部分完整。书中简要而完整地论述了全身 11 条经脉的生理、病理和治疗方法。分为"足"（代表下肢）与"臂"两篇。"足"篇又分足太阳脉、足少阳脉、足阳明脉、足少阴脉、足太阴脉、足厥阴脉六节及死与不死候一节。"臂"篇又分臂太阴脉、

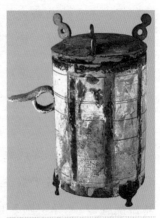

镏金嵌玉铜卮。酒器。二号墓出土，通高 18 厘米、口径 9.7 厘米

臂少阴脉、臂太阳脉、臂少阳脉、臂阳明脉5节。以上11脉均分别记述其在体表的循行路线，所主病症及用灸法治疗。

与现行的经脉学理论不同的是，《足臂十一脉灸经》只记录有11条经脉，并且所述11脉的循行方向全是向心性的，治疗则全是灸法，只说灸某脉，没有穴位名称，更没有针治记载。病候描述简单而原始，手太阳、手阳明、手少阴三脉，每脉仅举1病，最多者如足少阳脉主16病，足太阳脉主15病。诸脉无理论和治则上的阐述，仅足厥阴脉后面有一些关于病候预后的记述，较为特殊。故可认定是我国经络学说形成的雏形。

《阴阳十一脉灸经》

《阴阳十一脉灸经》，因墓中有同一内容的两种写本，故又有甲本和乙本之分。甲本共37行，现存583字，和《足臂十一脉灸经》《脉法》《阴阳脉死候》《五十二病方》同抄在一幅帛画上；乙本抄在另一幅帛画上，上接《却谷食气》，下接《导引图》，首尾较完整，但中间缺文较多，共18行，现存793字。二者可相互弥补而基本完整。

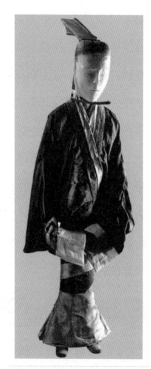

"冠人"男俑，一号墓出土

全书分为"阳"（代表阳经经脉）与"阴"（代表阴经经脉）两篇。11脉排列次序，是阳脉在前，阴脉在后，不像《足臂十一脉灸经》那样以足臂分前后。阳篇又分足巨（太）阳脉、足少阳脉、足阳明脉、肩脉［相当臂（或"手"）］太阳脉、耳脉［相当臂（或"手"）］少阳脉、齿脉［相当臂（或"手"）］阳明脉。阴篇又分足巨（太）阴脉、足少阴脉、足厥阴脉、臂巨阴（相当手太阴）脉、臂少阴（相当手少阴）脉。

论述内容较《足臂十一脉灸经》大大进步和丰富，经脉循行方向开始出现远心循行，如肩脉的"起于耳后""乘手北（背）"，太阴脉的从"被胃"，最后"出内踝之上廉"。所主病从《足臂十一脉灸经》的共78种病，增加到147种病，而且是最早记录两大类病症［即"是动病"与"所生（原作'产'，系'生'字之通假）病"］的灸法治疗。

二、最早的脉学理论——《脉法》《阴阳脉死候》

《脉法》

《脉法》，全书仅300余字，抄录在《阴阳十一脉灸经》甲本之后，是记录医家传授弟子应用灸法和砭法的一种民间教材。书中所说"脉法"与《黄帝内经》以后历代诊断学中的诊脉法不同，它是通过灸法，呈现脉的感传现象来提高治疗效果（所谓"导脉"），以及用砭法治疗由于血脉感邪所致痈肿（所谓"启脉"）的有关理论与方法。《脉法》是最早提出人体气与脉的关系和确立治病取有余而益不足的虚实补泻（寒头暖足）概念的古医籍。

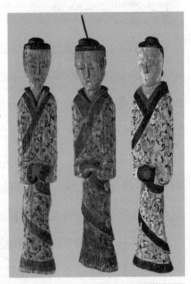

彩绘木俑，一、三号墓出土

《阴阳脉死候》

《阴阳脉死候》和《脉法》一样，都是抄录在《阴阳十一脉灸经》甲本的尾部，全文约100字。论述在三阴脉和三阳脉疾病中所呈现的死亡症候及有关理论。它认为三阳脉属天气，主外、主生，三阳脉病一般不至于死，其中只有折骨裂肤才有死的可能性；三阴脉属地气，主内、主杀，其病多为腐脏烂肠，常易引起死亡。

三、最早的医方书——《五十二病方》

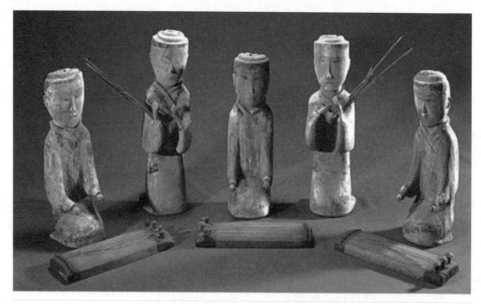

奏乐俑，一、三号墓出土

《五十二病方》，因卷前有疾病标题"凡五十二"，故以此定名，共462行。分别记述了52种疾病的医疗方法，卷首列有目录。每种疾病均应作为篇目标题，记于各篇之首。除3个病名篇目缺文不详外，其余49种，涵盖内、外、妇、儿、五官各科疾病103种，现存医方283个，用药达247种之多。绝大多数是外科疾病，包括各种外伤、动物咬伤、

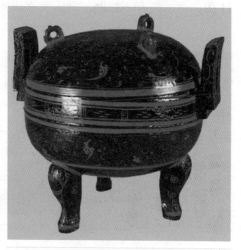

云纹漆鼎，一号墓出土

痈肿、溃烂、肿瘤、皮肤病及痔疾等；其次为内科疾病，包括癫痫、痉病、疟疾、食病、疝病、癃病、淋病及寄生虫病等；再次为儿科疾病，包括小儿癫痫、瘛疭、脐风及所谓"魅"病；至于妇科疾病，马王堆帛书整理小组将"婴儿索痉"（小儿脐风）认为是产妇子痫一类病证。全书现存291条，每条一方，个别有两方者，个方均以用药为主，包括外用、内服等法，此外尚有灸、砭、熨、熏……等各种外治法及若干祝由方。书末附有卷末佚文若干，系52病篇目以外经后人续增的若干病名及医方。

《五十二病方》是迄今为止发现的最早的医方书，它真实地反映了西汉以前的临床医学和方药学发展水平。

四、最古老的气功导引秘笈——导引图、《却谷食气》

导引图

导引图是一部古代医疗体育的"导引"图谱，是我国现存最早的气功养生文献。全书共绘有44个不同姿态的男女，分为上、下4层排列，每层分绘11图，每图各有一标题，别无文字说明，各图均用彩色绘以多种运动姿态的

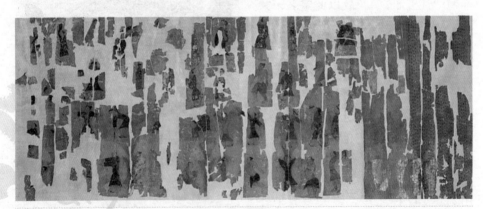

导引图

人形。根据能辨认出的各图标题，有的仅记病名者，如烦、颓、聋、膝痛、肤积、温病……等；有记以动物形象者，如龙登、鹞背、鸟伸、熊经……等。此外，各图除大多数系徒手运动外，尚有呼吸运动，及少数利用器械如盘、球、棍、袋等辅助运动者。

《却谷食气》

《却谷食气》是一部在道家思想影响下利用呼吸运动进行个人保健的书，也属于气功之类的著作。书中提出在一年四季应当有选择地，在特定的自然环境中进行呼吸的方法和要求，同时也论述了各种环境中的空气名称、性质及对人体的影响。

五、最早的房中养生学著作——《十问》《合阴阳》《天下至道谈》《杂疗方》

《十问》

这是一部有关房中养生的方技书。全书分为10篇，各篇分别以古人问答形式编写。共有：黄帝问天师，黄帝问大成，黄帝问曹敖，黄帝问容成，尧问舜，王子巧父问彭祖，帝盘庚问耆老，禹问师癸，文挚问齐威王，王期问秦昭王等。内容主要论述房中养生、服食、呼吸吐纳及房中诸法。

《合阴阳》

为房中养生类方技书，全书共分9条。集

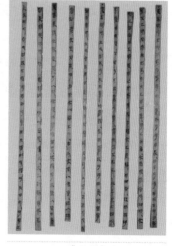

《十问》

中讨论了阴阳交合即男女交媾之事，分别记述房室活动的准备、进程以及有关房室养生的意义等。

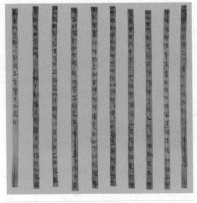

《合阴阳》

《天下至道谈》

全书共分 27 条。所谓天下至道谈，顾名思义，谈的是天下至道，也就是高深的养生之道。实质上主要讨论了有关性保健的问题，即寓于房中术中的养生之道。本书内容丰富，其中对"七损八益"等问题更是做了具体详尽的描述。

《杂疗方》

此书为古佚医方书的一种，但已残损近半。内容主要有益气补益药方、新生儿埋胞衣法，治疗"蛲"虫、蛇螫咬方，以及阴道坐药方等，现能辨识者共 38 方。

六、最早的养生学文献——《养生方》

《养生方》是一部以养生为主的方书，共 32 篇，前面是正文，最末是目录。本书以医方为主，其中可以辨出的至少 79 方，其主要是用于滋补强壮，增强体力。此外还有一些黑发方、健步方以及治疗偏枯、阴部肿胀等医方。书中还提供各种制药、用药方法及药名等。书末附有妇女外阴部位名称的残图。

七、最早的妇产科学文献——《胎产书》

此书基本保存完整。内容主要是有关妇女胎产的方技书。全帛的外观呈方形，其上半部的右方绘有两幅根据胎儿出生日期进行占卜命运的人形图，左方绘有选择埋葬胎儿胞衣的方位图。帛的下半部为文字部分，记有十月胚胎形成、产母调摄及 20 余首医方。

【附】其他文物之最

最早的写实画卷——车马仪仗图

车马仪仗图，画的左上方绘有两排侍卫，簇拥着头戴刘氏冠、腰佩长剑的墓主缓缓前行；左下方绘有方阵和击鼓鸣钟场面；右上方是整齐的车阵；右下方是 14 列骑兵。画面内容丰富，气势恢宏，所有人物都面向墓主，展示出一幅生动的阅兵场面。此画以写实为特点，是中国绘画史上现存最早的写

车马仪仗图，三号墓出土，棺室西壁帛画。长 219 厘米，宽 99 厘米

实画卷。

最早的天文学著作——《五星占》、五星行度表

《五星占》是占文，把星象与人事相对应，以星象预测人间吉凶。其中，在天蝎星座和北斗之间绘有 29 幅彗星图。所绘彗星有 3 种不同的彗头，4 种不同的彗尾。这说明当时对彗星形态的观察已很精确，分类也很科学，反映了我国当时天文学方面的突出成就。

五星行度表是一部有较高科学含量的天象记录，记载了五大行星的运行，用图表的形式将秦始皇元年（公元前 246 年）至汉文帝三年（公元前 177 年）70 年间木星、土星、金星在天上运行的位置做了记录，推算出它们的公转周期。如测得的金星会合周期为 584.4 天，比今测值 583.92 天只多 0.48 天；土星的会合周期为 377 天，比今测值只小 1.09 天；土星的恒星周期为 30 年，比今测值 29.46 年大 0.54 年。这些资料反映了当时我国天文学所达到的高度水平。

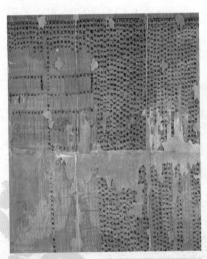

《五星占》，三号墓出土

长 221.3 厘米，宽 49.2 厘米。世界上现存最早的天文学著作之一。

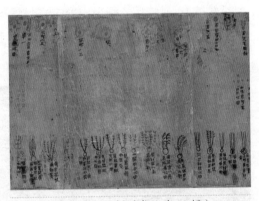

彗星图，29 幅（或认为 30 幅）

每颗彗星都有彗头和彗尾，除最后一颗外，都是头朝下，尾朝上，符合彗尾总是背着太阳的科学规律。为世界上现存最早的天文学著作之一。

最早的《周易》抄本

马王堆三号墓出土的《周易》是现存最早的《周易》抄本之一。

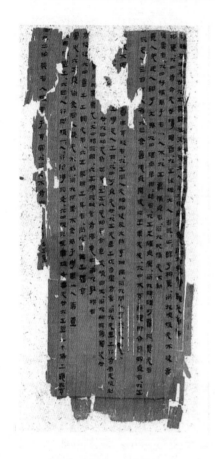

《周易》抄本，三号墓出土，长30厘米、宽21.5厘米

占卜之书，其卦序与今本不同，是现存最早的《周易》抄本之一。抄写年代约在汉文帝初年，字体为较规范的汉隶。

最古老的地图

马王堆三号墓出土的帛书中有3幅地图令人叹为观止，这是保存至今的世界上最古老的地形图。一副为《地形图》，长、宽均为96厘米，与今地图相反，上南下北。图中描绘了湘江上游、潇水流域、南岭及九嶷山一带的地形状况。此图基本上具备了现代地形图的显示内容。山脉、河流、道路、居民点等全用统一的符号表示，山脉以黑色深绘，河流用蓝色勾勒，道路、居民点则以红色填画，达到了直观、醒目的表现效果。图上虽未标明比例尺，但量算可知该图采用的实际比例尺约为 1：180000。远在 2200 多年前，我们的祖先所绘的地图，就达到如此精湛的水准，实在令现代中外地图学家惊叹不已。

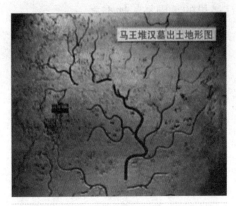

地形图

另有两幅，一幅为《汉初诸侯长沙国南境驻军图》，另一幅是一个县城的平面图，绘有城垣和房屋等。这两幅图的地形表示方法也相当精密，并能使用统一的图例，显然是通过实测绘出来的。驻军图长 98 厘米、宽 78 厘米，主区位于今湖南南部宁远九嶷山与南岭之间。图中除了绘有长沙国山脉、河流、道路、居民点外，着重标出 9 支军队的驻地、防区、军事设施和行动路线。高后末年，割据岭南的南越王赵佗向长沙国南部发起进攻，朝廷及长沙国随即派兵征剿，战争持续至文帝初年。该图可能是墓主参与指挥此次征战使用的军事地图。驻军图的发现，证明了两千年前的中国军事科学已经达到了很高的水平。

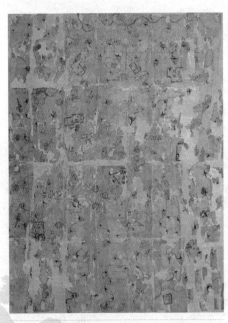

汉初诸侯长沙国南境驻军图

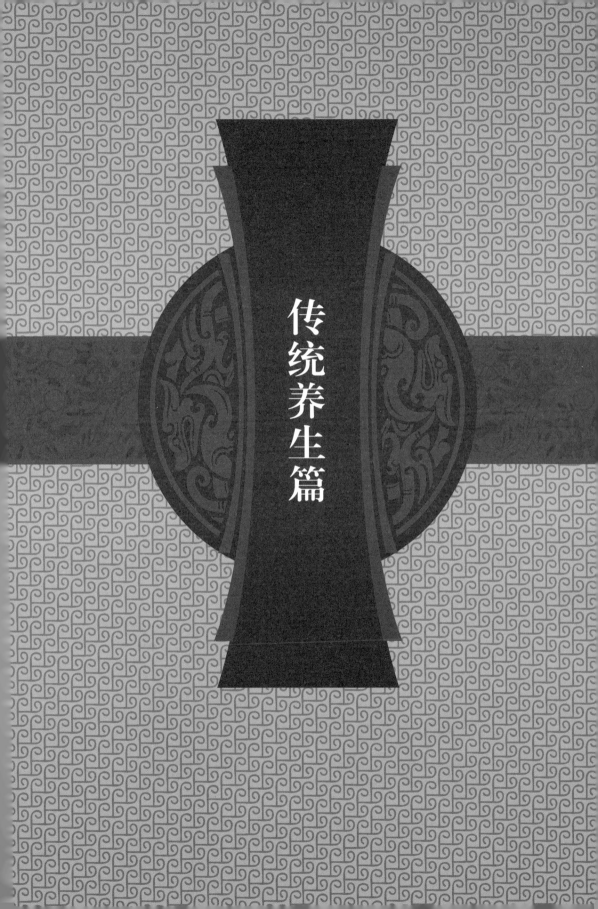

传统养生篇

第四讲

以"和"养生

　　健康、长寿是人们梦寐以求的目标。大自然中日月经天的现象，启发人们师法自然、回归自然，以使生命永在。《周易·象上传》说："天行健，君子以自强不息。"《素问·上古天真论》中说："余闻上古有真人者，提挈天地，把握阴阳，呼吸精气，独立守神，肌肉若一，故能寿蔽天地，无有终时。"长生不老这种期望虽然难以实现，但自古以来追求长寿者却大有人在。

　　《伤寒杂病论·序》中说："怪当今居世之士，曾不留神医药，精究方术。上以疗君亲之疾，下以救贫贱之厄，中以保身长全，以养其生。"书中明确提出运用医药的办法进行养生的观点。马王堆《导引图》是导引养生的早期记载，随后五禽戏、太极拳、太极剑、八段锦、易筋经等亦层出不穷。

　　彭祖历夏至殷商寿 800 余岁，华佗年且百岁犹有壮容，他们是中医以"和"养生的最好形象代言人。

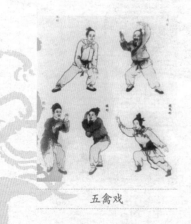

五禽戏

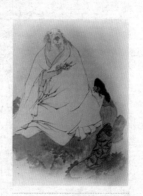

彭祖

一、天人"和"

天人"和"，也就是"天人合一"的意思，"天"就是"大自然"，"人"当然是芸芸众生，"天人合一"的思想，就是主张人类与自然万物浑然一体，同大自然交朋友，了解自然，认识自然，保护自然，在这个基础上再向自然有所索取。正如国学大师季羡林先生所说："'天人合一'命题是东方综合思维模式的最高最完整的体现。"

人只是万千生物中的一种

在众多的生物学家还在不断探索人从哪里来的时候，有一点我们不得不承认，那就是，人本身就是自然的一部分。按照物种起源和生物进化论的理论，人只是自然界发展过程中的一个成果，是地球上生存的千万种生物的一种。只不过在这种生物的前面要加上一个"高级的、智慧的"修饰词而已。

人体健康与养生必须与自然变化的规律相适应，中医学在这方面已经有很多的理论成果和实践经验。《灵枢·岁露》说："人与天地相参也，与日月相应也。"《素问·生气通天论》提出："夫自古通天者生之本，本于阴阳。天地之间，六合之内，其气九州、九窍、五藏、十二节，皆通乎天气，其生五、其气三，数犯此者，则邪气伤，此寿命之本也。"书中提出了一整套人与自然关系的理论和保健措施，形成了中医学独特的养生理论体系，在保障中华民族的繁衍昌盛方面，发

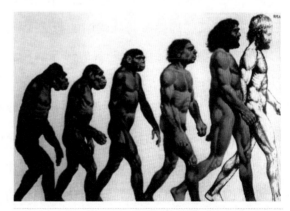

进化论

挥了重要作用。

民间对人与自然界的联系也积淀了许多极有价值的经验，比如：冬吃萝卜夏吃姜，不劳医生开药方；寒从脚下起，病从口中入；若要孩子安，三分饥和寒；今天笋子明年竹，少年体壮老年福，等等。这些经验不仅体现了人与自然的有机联系，也包含了人作为自然生长体所具有的因果关系的整体理念。

传统中医所采用的针、砭石、艾灸、汤药、导引按跷（按摩）5 种方法，溯其源头，就有"最初分别起源于南方、东方、北方、西方和中原地带"的说法。所谓"一方水土养一方人"，南方多湿，生长在这里的人易脚肿挛脚，所以此处盛行针法，通经活络，以除湿祛痹。北方冰天冻地，人多受寒，所以灸法盛行，以温经散寒。西方为金玉之域，多风沙，这里的人皮肉坚厚，如果有病也是在体内，所以汤药盛行于此。中原地带人们多食而体壅，则气血凝滞，经络壅塞，故必多做导引按跷，以疏通筋骨……上下五千年来，中医各种治疗方法有了长足的发展。从我国传统文化及传统医学所依据的思想和理论而言，这种地理起源说法是有一定道理的。

按照中医学的归纳，人体五脏盛衰与四时相应，即心、肝、脾、肺、肾五脏，它们在生命活动中与四时有相应的变化规律。比如：春季，人的新陈代谢也随着春季的到来而日趋旺盛，血液循环、营养供给都需要相应增加，肝脏的生理活动即随着新陈代谢的萌盛而相应增加，所以中医说"春应于肝"，春季养生之要为注重肝脏的保养。夏季，新陈代谢旺盛，血液循环加快，心脏的负担较重，因而夏季养生之要在于保持心脏机能旺盛，以适应夏季气候变化。盛夏之季也是人体消化机能最活跃的季节，因而应以保养脾胃为重点。秋季，是生物新陈代谢机能逐步转向低潮的时期，体表肌肤及担负呼吸机能的肺脏负担比较重，因而，秋季宜注意保养肺脏。冬季，人体新陈代谢水平比较低，需要依靠人体能量和热量的总来源"肾"来发挥作用，因而冬季保养之重在"肾"。

中医学还注意到月亮的盈亏与昼夜的变化对人体也产生着密切的影响。当月初天空出现一弯新月时，人的气血运行便开始趋于活跃；而月中天空出现一轮明月时，人的气血充盛，新陈代谢机能较强；当月末之时，则人的气血运行趋缓。据现代研究证实，人的精力、抗病能

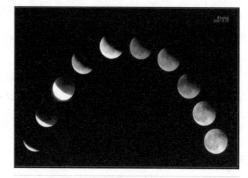

月亮阴晴圆缺

力、力量、速度及全身协调的能力等，平均以 23 天为一个循环周期。周期又一分为二，前期为旺盛期，后期为低潮期；而情绪的高潮和低潮是以 28 天为一个周期；智力的好坏则是以 33 天为一个周期；而妇女的月经周期则是以 28 天为一个循环。

中医学还认为：一天之中，随着日出日落的变化，对人体也相应有一定的影响。如《灵枢·顺气一日分为四时》说："以一日分为四时，朝则为春，日中为夏，日入为秋，夜半为冬。朝则人气始生……日中则人气长……夕则人气始衰……夜半人气入藏。"通俗地说，就是清晨起来，经过一夜的休息，精神、体力都十分充沛；中午则是人体在一日之内新陈代谢最旺盛的时候；及至傍晚，则由于一日的活动，人体略觉疲乏；而夜半，则机体处于相对静止休息的状态。这种变化随着太阳的出没而呈有规律的发展，也就是现代科学所说的"生物节律"。

西医学研究证实，人的体温、血压、脉搏、呼吸、尿量与尿的成分、激素、酶、各种受体等，都有内源性生理节律。这种节律特点明显地近似昼夜规律变化。

中医学还注意到人与地理环境之间相互的影响，也曾经就东西南北的地理属性进行了医学上的阐述，并形成了西医学至今还难望其项背的地理医学和气象医学。中医学在医疗活动中注意考虑到高山、平原、丘陵、岛屿等地

理环境的差异，因时、因地，灵活选择不同性质、不同功用的方法予以调治。我国地域辽阔，地理环境及寒湿差异较大，南、北方居民各自的生活习惯、特性也有较大差异，有"东甜""西酸""南辣""北咸"之别。因此，即使同样的病症，因居住地的不同，治疗上也要有相应的变化。承认并重视人与自然之间有机统一的联系，是保健和养生必须考虑和依据的基本要素。

近年来，有不少学者提出了自然养生法、环境养生法、返璞归真养生法等理论。这些理论或多或少地包含了"天人合一"的理念。应当说，天人合一养生观是我国中医学众多理论中的一个重要分支，数千年来已经积累了大量的极有价值的理论认识和实践经验。

二、阴阳"和"

《素问·阴阳应象大论》曰："阴阳者，天地之道也，万物之纲纪，变化之父母，生杀之本始，神明之府也。"所谓"天地之道"乃指阴阳二气。将宇宙万物概括为阴阳两个范畴，阴阳交感而化生万物。世界变化的动力和根源在于阴阳双方相互对立的矛盾运动。阴阳二气寓于天地之中，所以为"万物之纲纪"。

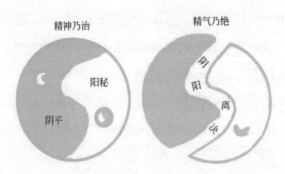

阴阳平衡，《素问·生气通天论》称为"阴平阳秘"，"凡阴阳之要，阳密乃固，两者不和，若春无秋，若冬无夏；因而和之，是谓圣度。故阳强不能密，阴气乃绝；阴平阳秘，精神乃治；阴阳离决，精气乃绝"。"阴平"包括无"阴太过"和无"阴不及"两层含义，阴不及和阴太过都是"阴不平"。"阳秘"指阳气固密，也有两层含义，一是指人体脏腑无阳气太过现象，即没有功能亢进，否则"阳强不能密，阴气乃绝"；二是指人体卫气的卫外功能正常，使外邪不得侵入，人体处于固密状态，可以抵御外邪使之不得侵入，不轻易生病，这样人体就不会出现异常状态。因此简单地讲，"阴平"是指人体组织器官的生命物质的质量在正常范围内，"阳秘"是指人体的各种内外调节功能正常。人体各组织器官的物质和功能都正常，外邪不得干扰人体的各项生命活动，当然人的精神状态就正常了，所以说"阴平阳秘，精神乃治"。

阴阳"和"才健康

所谓阴阳，是对自然界相互关联的某些事物和现象对立双方的概括，体现了事物对立统一法则。阴和阳，它既可以标示两个相互对立的事物，也可以标示同一事物内部所存在的相互对立的两个方面。如水与火，是相互关联又相互对立的两种不同的现象，水性寒而下走，火性热而炎上。故水属阴，火属阳，故曰"阴阳者，一分为二也"（《类经》）。中医学的阴阳是常识概念、哲学概念和医学概念三者的综合，是事物的属性概念而不是事物的本体概念。

中医理论认为，人体是一个有机整体，是一个极为复杂的阴阳对立统一体。人体内部充满着阴阳对立统一现象，人的一切组织结构既是有机联系的，又可以划分为相互对立的阴、阳两部分。所以说"人生有形，不离阴阳"（《素问·宝命全形论》）。

就人体部位来说，上半身为阳，下半身属阴；体表属阳，体内属阴；体表的背部属阳，腹部属阴；四肢外侧为阳，内侧为阴。

按脏腑功能特点分，肝、心、脾、肺、肾五脏为阴，胆、胃、大肠、小肠、膀胱之腑为阳。五脏之中，心、肺为阳，肝、脾、肾之间，肝为阳，脾、肾为阴。而且每一脏之中又有阴阳之分，如心有心阴、心阳，肾有肾阴、肾阳，胃有胃阴、胃阳等。

在经络之中，也分为阴阳。经属阴，络属阳，而经之中有阴经与阳经，络之中又有阴络与阳络。就十二经脉而言，就有手三阳经与手三阴经之分，足三阳经与足三阴经之别。

在血与气之间，血为阴，气为阳。在气之中，营气在内为阴，卫气在外为阳等。

总之，人体上下、内外、表里、前后各组织结构之间，以及每一组织结构本身之间的复杂关系，无不包含着阴阳的对立统一。

因此，人体正常生命活动的健康状态，从广义而言之，即是人体阴阳平衡的稳态，是阴阳两个方面保持着对立统一的协调关系、动态平衡的结果。人体生理活动可概括为阴精（物质）与阳气（功能）的矛盾运动。属阴的物质与属阳的功能之间的关系，就是这种对立统一关系的体现。营养物质（阴）是生产功能活动（阳）的物质基础，而功能活动又是营养物质的能量表现。人体的生理活动（阳）以物质（阴）为基础，没有阴精就无以化生阳气，而生理活动的结果又不断地化生阴精。这样，物质与功能，阴与阳共处于相互对立、依存、消长和转化的统一体中，维护着物质与功能、阴与阳的相对的动态平衡，保证了生命活动的正常进行。

不论是物质与功能的矛盾运动，还是生命活动的基本形式，都说明在正常生理情况下，阴与阳是相互对立又相互依存，处于一个有利于生命活动的相对平衡的协调状态。如果阴阳不能相互为用而分离，阴精与阳气的矛盾运动消失，升降出入停止，人的生命活动也就结束了。

阴阳"失和"与疾病寒热虚实

机体内在环境的平衡协调，是人体赖以生存的基础。阴阳失去平衡，便会产生疾病。其病理变化的基本规律，不外乎阴阳的偏盛或偏衰。

其一，阴阳偏盛。阴阳偏盛是指阴或阳的任何一方面偏亢高于正常水平的病理状态。可概括为"阳盛则热，阴盛则寒"两个方面。

阳盛则热是指阳邪侵犯人体，机体呈现出实性机能亢奋，而表现为一系列实热征象的病证。如暑热之邪侵入人体，可造成机体阳气偏盛而出现高热、汗出、口渴、面赤、脉数等症状。因为阳热亢盛往往可以导致阴液的损伤，出现口渴饮冷、肤燥便结等阴液亏耗现象，故曰"阳盛则阴病"。

阴盛则寒是指感受阴邪，体内机能受到阻滞障碍而表现为一系列实寒征象的病证。如受寒饮冷可以造成机体阴气偏盛，出现腹痛泄泻、舌淡苔白、脉沉等症状。阴寒偏盛往往可以导致阳气的损伤，出现形寒肢冷等阳气耗伤的现象，故曰"阴盛则阳病"。

以上阴阳的偏盛即产生中医所认识的实寒证、实热证。

其二，阴阳偏衰。阴阳偏衰是指阴或阳的任何一方面低于正常水平的病理状态。无论是阴或阳的不足，无力制约对立的另一方面，必然导致另一方的相对偏亢。可概括为"阳虚则寒，阴虚则热"两个方面。

阳虚则寒是指体内阳气虚损，对阴的制约能力减退，导致阴的一方相对偏盛的病理状态。临床常表现为虚寒征象的病证。

阴虚则热是指体内阴气亏虚，对阳的制约能力减退，导致阳的一方相对偏盛的病理状态。临床常表现为虚热征象的病证。

以上阴阳的偏衰，即产生中医所认识的虚寒证、虚热证。

同时，由于生理上阴阳互根，因而病理上就可以出现阴阳互损。

阴阳互损是指阴或阳任何一方虚损到一定程度而引起另一方逐渐不足的病理变化。包括阴损及阳、阳损及阴。

阴损及阳是指阴虚到一定程度时，不能滋养于阳，使阳亦随之化生不足的病理过程。此即"无阴则阳无以生"。表现为临床中先有阴虚的症（征），继之又出现阳虚的症（征）的病证。

阳损及阴是指阳虚到一定程度时，无力促进阴的化生，使阴亦随之化生不足的病理过程。此即"无阳则阴无以化"。表现为临床中先有阳虚的症

（征），继之又出现阴虚的症（征）的病证。

"阴损及阳"或"阳损及阴"，最终可导致"阴阳两虚"的病理状态。

三、形神"和"

形神"和"，就是说"形神合一"，这是中医基础理论中重要的学术思想之一，也是反映中医学整体观念特点的一个方面。形，指形体，包括人体的脏腑、皮肉、筋骨、脉络及充盈其间的精血。形是一切生命活动之宅。神，指人体的精神意识思维活动，包括神、魂、意、志、思、虑、智等。神是人体生命活动的主宰。形神观认为：神是形的产物，形是神的物质基础，两者既对立又统一。中医学提出"形神合一"，乃是强调形与神的密切联系的辩证关系。正如范缜《神灭论》所说："神即形也，形即神也，是以形存则神存，形谢则神灭。"张景岳在《类经》中也说："形者神之质，神者形之用，无形则神无以生，无神则形不可活。"《黄帝内经》认为，只有"形与神俱"，"形体不蔽（坏），精神不散"，才能"尽终其天年，度百岁乃去。"故历代养生家均十分重视形神的保养，形神共养是延年益寿的重要法则。

形"和"

形体是人生命存在的基础，有形体才有生命，并产生精神活动和生理功能。形乃神之宅，保养形体则为养生之首要。如张景岳说："吾之所赖者，唯形耳，无形则无吾矣，谓非人生之首务哉。""善养生者，可不先养此形以为神明之宅；善治病者，可不先治此形以为兴复之基乎。"养形的方法虽多，但不外乎以下几个方面。

1. 顺应自然养形

顺应自然界阴阳消长的规律，才能更好地维持生命活动。《素问·宝命全形论》说："人以天地之气生，四时之法成。"书中阐明人是受天地之间变化规律支配的，自然界中的一切运动变化，必然直接或间接地影响到人体的生理功能和病理变化。《素问·四气调神大论》中说："阴阳四时者，万物之始终也，死生之本也，逆之则灾害生，从之则苛疾不起，是谓得道。"因此，人体必须"顺应自然"四时气候的变化，适应周围外界环境，使机体与自然相协调，借以保全生命，以增进人体的健康。具体地说，就是要在起居、衣着、居处、劳逸、睡眠、房室、旅行，甚至沐浴、盟漱等方面，都必须"顺时摄养"。如一年四季气候变化是春温、夏热、长夏湿、秋燥、冬寒，人随季节变化产生春生、夏长、长夏化、秋收、冬藏的生理功能。因此，人的生活起居等应做到"春夏养阳，秋冬养阴"。《素问·生气通天论》说："阳气者，一日而主外，平旦人气生，日中而阳气隆，日西而阳气已虚，气门乃闭。是故暮而收拒，无扰筋骨，无见雾露。"这阐明了人体阳气在一天中的变化规律。因此，早晨和日中注意养阳，多参加户外活动，舒展筋骨，流通气血。傍晚和夜半，阳气开始潜藏，卫外能力减弱，要注意防寒保暖，减少活动，避免风寒和雾露之气的侵袭。夜间要有充足的睡眠。只有注意顺应自然的变化，"起居有常"，方能"虚邪贼风，避之有时"，保持形体的健壮。

2. 调摄饮食养形

人体的阴阳气血有赖饮食调养。水谷精微靠脾胃的运化，化生气血津液，并输送到全身而发挥其营养作用。张景岳说："精血即形也，形即精血也。"养精血即养形体，而精血来源于水谷。故《黄帝内经》明确指出"人以水谷为本"，"五谷为养，五果为助，五畜为益，五菜为充。气味合而服之，以补精益气"。这阐明饮食谱要广，合理搭配，以平衡饮食。由于食物有寒、热、温、凉四性，酸、苦、甘、辛、咸五味，饮食配合适宜，则阴阳协调，有利于营养机体。张子和说："五味贵和，不可偏胜。"否则正如《黄帝内经》所说"饮食自倍，肠胃乃伤""膏粱之变，足生大丁"。古代医家还提出"五味未成熟勿食，五味太多勿食，腐败闭气之物勿食"《千金要方·医林养性》说："世养性者，先饥而食，先渴而饮食欲数而少，不欲顿而多……多饮酒者，伤神损寿。"古人的这些认识至今仍有借鉴意义。

3. 运动锻炼强形

运动锻炼可以使人体筋骨强健，气血经脉通畅，脏腑精气充实，功能旺盛，气血条达。即所谓以动养形。运动对于生命形体的重要性，历代医家论述颇多，如朱丹溪《格致余论》说"天主生物故恒于动，人有此生亦恒于动"。他认为，大之于天地，因为运动才有了生生不息的宇宙万物，小之于人体，因为运动才有了人的生命形体，因为运动才能富有生命力。华佗也说："人体欲得劳动……动摇则谷气得消，血脉流通，病不得生。譬如户枢，终不朽也。"孙思邈师其说，认为人体"常欲小劳"，强调"流水之常新，户枢之晚朽"。对于运动锻炼的方法，《素问·上古天真论》论及了"和于术数"，所谓术数，修身养性之法也。如导引、按摩及后世之五禽戏、八段锦、太极拳、气功等，这些方法均属运动范畴，通过"外练筋骨皮"，由外至内，促使体内阴阳平衡，身体盛壮。同时也应"动而中节"，"不妄作劳"，做到"形劳而不倦"。

神"和"

神是一切生命活动的主宰，是生命存亡的根本。故《黄帝内经》说："得神者昌，失神者亡""神凝则气聚，气聚则神全"，《类经》强调"太上养神，其次养形"，《灵枢》有"志意和则精神专直，魂魄不散，悔怒不起，五脏不受邪矣"。由此可见养神之重要性。

1. 清心寡欲以宁神

先秦时期老子《道德经》中就有关于"清静无为""少思寡欲"的记载，老子认为，欲求长寿，必"少思寡欲"，"知足不辱，知止不殆，可以长久"，这种清心寡欲、静以养神的思想为历代医家所重视。《黄帝内经》强调"恬惔虚无""精神内守""志闲而少欲"。刘完素认为"神太用则劳，其藏在心，静以养之"。李东垣说"必清必静，御之以道，可以为天人"。孙思邈则主张"节欲自慎"，提出"约私心，约狂念，靖躬自思"，并说"养生之要，耳无妄听，口无妄言，身无妄动，心无妄念，此皆有益于人也"。精、气、神是人生三宝，三宝之中精是物质基础，无精则无气，无气则无神，保精即宁神。张景岳在《类经》中说："精能生气，气能生神，营卫一身，莫大乎此。故善养生者，必宝其精，精盈则气盛，气盛则神全，神全则身健。"清心寡欲既能使神气日充以壮，又可固精气而不泄，故有益于健康长寿。

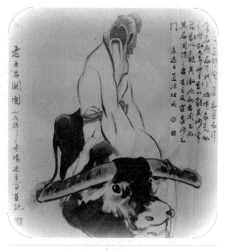

老子

2. 怡情养性以畅神

《证治百问》说："人之性情最畅快，形神最宜焕发，如此刻刻有长春之性，时时有长生之情，不惟却病，可以永年。"中医学认为，性情不调，百病丛生；调和性情，则可康泰延年。

自古就有"养生莫若养性"之说。《嵇康·养生论》提到"修性以保神，安心以全身"。葛洪认为"若德行不修，但务方术，皆不行长生也"。孙思邈指出"德行不克，纵服玉液金丹，未能延寿"。怎样才能怡情养性以畅神呢？《黄帝内经》中认为：一是"适嗜欲于世俗之间"，二是"无恚嗔之心"，三是"无思想之患"，四是"以恬愉为务，以自得为功"，即一个人生活在社会中对人对己都不应过于苛求、奢望过高，不要"争名于朝，争利于市"。应加强道德修养，保持良好心境，做到"内无眷慕之累，外无伸宦之形，此恬淡之世，邪不能深入也"。同时要保持内心恬静、愉悦、知足常乐。这样则"任自逍遥过百春"。现代身心医学也认为，良好的性情有助于人体新陈代谢的平衡，提高人的免疫功能和抗病能力。

3. 勤于用脑以健神

清虚静定以养神，并非叫人心如死灰，什么也不想，而是主张勤奋学习，积极用脑，静中有动，动静结合。只有这样，才能更有利于身心健康。人脑为奇恒之腑，主神明聪慧。人的精神意识、感觉思维深藏于大脑之中，并从头脑出发，以认识世界、维持人体与大自然及社会环境的相对稳定状态，促进形体和精神健康。中医学把脑的功能归于心，孟子说过"心之官则思，思则得之，不思则不得也"。司马迁则认为"神不用则废，用之则振，振则生，生则足"。著名医家孙思邈的一生就是最好的证明，孙思邈勤奋治学，"白首之年，未尝释卷"，于百岁之时先后写成《千金要方》和《千金翼方》两部垂训后世的医学著作，对发展中医药学做出了杰出的贡献。他讲究精神养生，勤于用脑，百岁时犹能"视听不衰，神宗甚茂"，脑健耳聪，"晚而自保"，益寿延年。我国历史上还有一些著名的科学家，勤于用脑，均获长寿。例如，李四光享年82岁，郭沫若86岁……这说明勤于用脑有利于健神。美国、日本的学者研究认为，勤奋学习、保持脑功能旺盛的人寿命比一般人长。

以上虽然从养形和养神两个不同的角度论述了养生的原则和方法，但是人的精神和形体是不可分割的统一体，"形恃神以立，神须形以存"（嵇康语）。中医学在肯定形体决定精神的同时，又重视和强调精神反过来作用于形体。这就是"形神合一"观。李梴在《医学入门·保养论》中指出："若要全形，必先治神。治神所以宝命，宝命则能全形矣。"说明养心调神在于治神，治神是为全形。

传统健身运动虽以活动肢体动形为先，但同时也不忘调神息。一方面练形本身内含调神之意；另一方面，健身运动在活动肢体的同时，也不忘神气的调摄。如气功、太极拳，在动形的同时要求意念内存，精神专注，"以意领气，以气运身"，精神健全有利于形体的健壮和康复，神气内守有利于保全形体。因此，在养生中既重视练形又强调调神，练形而不忘调神，调神而不忘练形，注重形神共养，动静结合。形动有助于心静，心静亦有益于形动，两者兼顾，相得益彰而延年益寿。

第五讲

人生三宝——精、气、神

古人谓，天有三宝日、月、星；地有三宝水、火、风；人有三宝精、气、神（宝者，通保也，有保护、珍惜、珍贵之意）。

《灵枢·本脏》说："人之血、气、精、神者，所以养生而周于性命者也。"意即人体血、气、精、神相互为用，是奉养形体、维护生命的根本。

养生之法莫如养性，养性之法莫如养精；精充可以化气，气盛可以全神；神全则阴阳平和，脏腑协调，气血畅达。所以聚精、养气、存神为历代"道生""摄生""养性"所追求，为人体养生之根本。

一、中华第一美图——阴阳鱼太极图

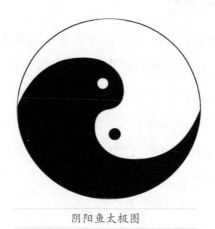

阴阳鱼太极图

也许，要真正了解精、气、神三者之间的内涵关系，我们有必要回到

《易经》，从有中华第一美图之称的阴阳鱼太极图开始说起……

什么是太极？

《易传·系辞上》说："易有太极，是生两仪，两仪生四象，四象生八卦。"这是有关"太极"一词的最早记载。以后这一概念影响了儒学、道教等中华文化流派。宋儒周敦颐在《太极图说》开篇就说："无极而太极。"那么，究竟什么是太极呢？

"太"有至的意思；"极"就是极限，"太极"就是至于极限，无有相

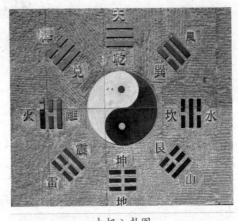

太极八卦图

匹之意。既包括了至极之理，也包括了至大至小的时空极限，放之则弥六合，卷之退藏于心，可以大于任意量而不能超越圆周和空间，也可以小于任意量而不等于零或无，这就是太极二字的含义。

阴阳鱼太极图之美

阴阳鱼太极图是研究周易学原理的一张重要的图像，它包含了天地万物的共同规律。所以有人说它是宇宙的模式，是科学的灯塔，是"中华第一美图"。

《汉书·律历志》说："太极元气，含三为一。"就是说，太极图最外面的大圆圈，是代表的一，代表宇宙，代表无极。太极是有限之天，无极是无限之天；太极是有，无极是无；太极是三，无极是一。

图像的黑白二色，也就是阴阳鱼，代表阴阳两方，天地两部。阴阳、天地不是孤立、分割的，而是非常和谐紧密地相互环抱不相分离。这体现了阴阳的互相联系，互相制约，分之为二，合之为一。黑白两方的界限（"S"曲线）

就是划分天地阴阳界的人部。白中黑点表示阳中有阴，黑中白点表示阴中有阳。所谓"道生一，一生二，二生三，三生万物。"就是无极生太极，太极生两仪，阴阳化合而生万物。

二、精气神与太极

"精" ——阴鱼

所谓精，《现代汉语词典》定义为："精"就是"提炼出来的精华"。精的原初之义，为物之精华也。看看"精"字的结构，左边是"米"字，右边上面是"生"字的简化，"生"字下面是"月"，"月"古代通"肉"。"米肉生"为精，指的是食物的精华。养生的首要在于良好的饮食。米与肉，一素一荤，荤素结合。良好的饮食在于均衡营养，为养生之首要。精，主要就是从良好的饮食中获取。古代"精"字中的"月"，又是"丹"字的变形，"丹"，寓意井中出丹，上面"生"字，表明良好的饮食是最好的灵丹妙药。

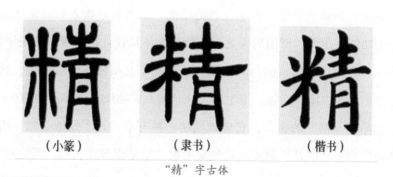

（小篆）　　　（隶书）　　　（楷书）

"精"字古体

在中医学中，人体的精是指一种构成机体，维系人体生长发育和生殖的有形精微物质，是人体生命的本原。精一般又可分为先天之精与后天之精两大类。所谓"先天"与"后天"是相对之词，人在母体而未出生时称为先天，出生后，生长、发育和生命活动的过程称为后天。

先天之精禀受于父母，移藏于五脏之肾中，是构成胚胎的原始物质，为生命的基础。正如《素问·金匮真言论》所说："夫精者，生之本也。"《灵枢·决气》说："两精相搏，合而成形，常先身生，是谓精。"《灵枢·天年》说："人之始生，以母为基，以父为楯。"搏者，聚结之意；楯者，指生物借以

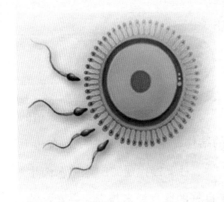

传代的物质。也就是说男女两精聚结在一起，则构成了人始之胚胎，这就是中医所言之先天之精。这种由父母遗传与生俱来的生命物质之精者，实际上就是西医学所讲的精子与卵细胞。

后天之精源于饮食水谷。是由脾主运化、胃主腐熟的功能而化生的精微，并转输到五脏六腑，使之成为脏腑功能活动的物质基础。脏腑之精充盛，除供给本身生理活动所需要的以外，其剩余部分则藏于肾，故《素问·上古天真论》说："肾者……受五脏六腑之精而藏之。"

中医所说的脾主运化、胃主腐熟的功能，实质就是指人们通常所说的消化系统的功能。因此，所谓后天之精，就是人体从饮食物中吸收的精华物质。所以有学者说，中医所说的后天之精，就是我们在新陈代谢过程中，从外界摄取的糖类、蛋白质、脂肪、维生素、核苷酸及矿物质等诸多营养物。

细细品味"精"的含义，它应该就是一种有形的，多是液态的，构成人体和维持生命活动的精微物质。从狭义上说，精是指肾藏之精，即生殖之精，是促进人体生长发育和生殖功能的基本物质。因此，《读医书随笔·气血精神论》说："精有四：曰精也，曰血也，曰津也，曰液也。"这是说精为生命物质气、血、精、津、液的概称，皆属于阴类，故为阴鱼。

人体精的功能概而言之有以下几个方面：其一，繁衍生命。先天之精与后天之精合而生成的生殖之精，具有繁衍生命之功。其二，濡养脏腑。精能

滋润濡养人体五脏六腑，形体官窍。精气充盛，全身脏腑形体官窍的各种生理机能才能得以正常发挥。其三，转化为血。中医理论认为，精能化血，血能化精，故中医有"精血同源"之说。其四，奉养全神。神是人体生命活动外在总体表现的高度概括，是人体生命活动的主宰。而神的外在表现，则是以内在精气为物质基础的，它的产生离不开"精"这一基本物质。所以《灵枢·平人绝谷》说："神者，水谷之精气也。"内在精气充盛，外在才会有神。因而，人们通常将"精"与"神"相提并论，精神抖擞、精神焕发、精神可贵……反之，也有精神不振、精神萎靡、精神疲惫等说法。基于精的生理功用，当人体之精亏虚不足之时，就可能表现为生长发育迟缓，生殖机能、性功能低下，脏腑机能活动衰退，血少面色不华，神气不足，或心神不宁等亚健康状态，甚或诸多病症。

精不可伤。《遵生八笺》上说："人可宝者命，可惜者乎，最重者精。肝精不固，目眩无光；肺精不交，肌肉消瘦；肾精不固，神气减少；脾精不坚，齿发浮落。若耗散真精不已，疾病随生，死亡随至。"又说："易损而难复者，精也；易躁而难静者，神也。惟养元气充满，则精神融和，遇损遇躁常有主以制之矣。"

古人云："肾为先天之本，脾胃为后天之本。"所以说，人强健的脾胃功能是保养精气的关键，即《黄帝内经》所强调的"得谷者昌，失谷亡"。古人云"高年之人，真气耗竭，五脏衰弱，全仰饮食以资气血。"故注意全面均衡营养的饮食，才是保证后天养先天的重要手段。《千金要方》就说过："饮食当令节俭。若贪味伤多，老人肠胃虚薄，多则不消，膨胀短气。"这样反不利于健康。怎样才算"饮食有方"呢？归纳前人经验，不外乎定时、定量、不偏、不嗜而已。只有在饮食得宜的基础上，才能考虑药物滋补的问题。如宋·陈直指出的："以食治疾，胜于用药……凡老有患，宜先食治，食治未愈，然后命药，此养老人之大法也。是以善治病者，不如善慎疾，善治药者，不如善治食。"服用补益药物时，一定要在医生的指导下"辨证施补"，不然也可能会适得其反。总之，合理的食补和药补对于身体的精、气、神保养是很重要的。

神——阳鱼

小篆"神"字的结构，由"示"和"申"两字组成。"示"上部为"二"，"二"古通"上"字，表示上面的天；下部为三条下垂的线，义作"上天垂相"解。所谓"上天垂相"就是现代所说的自然现象。小篆"申"形如三个关口，用一条线贯通之。从字的形意上可知"神"是指通达明了宇宙自然现象的人，是上天的代表，万物的主宰。人体是一个小天地，因此神在人身上，就是人的思想、心灵、精神和灵魂及其表现，表示人的最高主宰。用现在通俗的语言来说，神包括生理和心理活动。

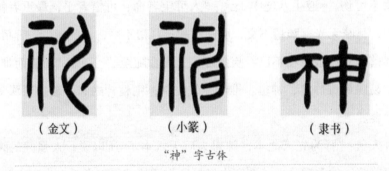

| （金文） | （小篆） | （隶书） |

"神"字古体

1. 中医学之"神"

在中医学中，神有广义和狭义之分。广义的神，是指整个人体生命活动的外在表现，如整个人体的形象以及面色、眼神、言语、应答、肢体活动姿态等。换言之，凡是机体表现于外的"形征"，都是机体生命活动的外在反映，也就是通常所说的"神气"。狭义的神，即心所主之神志，是指人的精神、意识、思维活动。这些活动都是由心所主，所以《素问·灵兰秘典论》说："心者，君主之官也，神明出焉。"

精是构成人体和维持机体生命活动的物质基础，也是产生神的物质基础。

张景岳在《类经·针刺类》中说："形者，神之体；神者，形之用。无神则形不可活，无形则神无以生。"神随着个体的发生、发育、成长、消亡而发生、发展和消亡。神由先天之精所化生，当胚胎形成之际，生命之神也就产生了。出生之后，在个体发育过程中，神还必须依赖于后天水谷精气的充养。所以说："神者，水谷之精气也。"（《灵枢·平人绝谷》）

心主藏神，为人体生命活动的中心。在正常情况下，神明之心接受和反映客观外界事物，进行精神、意识、思维活动。这种作用称之为"任物"。任，是接受、担任之意，是指心具有接受外来信息的作用。有了这种"任物"的作用，人才会产生精神和思维活动，对外界事物做出判断。神明之心为人体生命活动的主宰，在脏腑之中居于首要地位。五脏六腑必须在心的统一指挥下，才能进行统一协调的正常生命活动。如动、言、视、听、嗅等，所有的脏腑组织、形体官窍的生理活动都是在心的主宰下进行的。所以说："心为一身之主，脏腑百骸皆听命于心，故为君主。心藏神，故为神明之用。"（《医学源流论》）

2. 五脏之"神"

中医学从整体观念出发，认为人体的一切精神意识思维活动都是脏腑生理功能的反映，故把神的活动分为五个方面，即神、魂、魄、意、志。《灵枢·本神》说："所以任物者谓之心，心有所忆谓之意，意之所存谓之志，因志而存变谓之思，因思而远慕谓之虑，因虑而处物谓之智。"可见，此神"任物"则有意、志、思、虑、智之认知、思维过程，是形成聪明智慧的意识本源。神的这五个方面分属于五脏，即"心藏神，肺藏魄，肝藏魂，脾藏意，肾藏志。"（《素问·宣明五气论》），中医称之为"五脏之神"。

心藏神：此之神是指自觉意识，是最高层次的神志机括，其主要活动内容是"任物"，主持思维过程、情绪反应及神志活动产生的聪明智慧等。因而总领魂魄，并赅意志，统制七情五志。由于自觉意识是人神标志，所以心在神志系统突显其要，并有助于其在整个生命领域的主宰地位。

肝藏魂：魂属于心理活动的范畴，主要是指人的意识状态。如《类经·藏象类》说"魂之为言，如梦寐恍惚，变幻游行之境皆是也""肝藏血，血舍魂"（《灵枢·本神》），故神的这部分功能归属于肝。

肺藏魄：魄是指与生俱来的人体本能的感觉和动作，以及器官活动的功能。中医认为"初生之时，耳目心识，手足运动，啼呼为声，此则魄之灵也。"（《五经正义》），"肺藏气，气舍魄"（《灵枢·本神》），故神的这部分功能归属于肺。

脾藏意：意指人的意念、意向与记忆的能力。"脾藏营，营舍意"（《灵枢·本神》），故神的这部分功能归属于脾。

肾藏志：志是指决意、意志。意之所存谓之志。"肾藏营，精舍志"（《灵枢·本神》），故神的这部分功能归属于肾。

五脏之神中将魂、魄、意、志分归肝、肺、脾、肾，如同神归心一样，表明魂、魄、意、志这四种精神活动状态需要肝、肺、脾、肾四脏的物质、能量、功能的支撑。如果肝、肺、脾、肾四脏的物质、能量充沛，功能状态良好，则魂、魄、意、志四种精神活动状态"充沛"。它反映了五脏在五神形成过程中的内源影响作用。"神"更多的是指人体的一种功能，因此归于阳，属阳鱼。

古人很重视人的神，《素问·移精变气论》也说："得神者昌，失神者亡。"因为神充则身强，神衰则身弱，神存则能生，神去则会死。因而中医治病时用观察病人的"神"来判断病人的预后，有神气的预后良好，没有神气的预后不良。这也是望诊中的重要内容之一。

气——"精"与"神"转化的中介

甲骨文的"气"字为三条长短不一的横线，表示地气蒸腾而上，直达天际，云气横漂的意思。为什么是三横？三横象征天、地、人，天在上，地在下，人居中。老子说："道生一，一生二，二生三，三生万物。"天地万物，包括人，乃由气聚散化生。气于天、地、人之间流动沟通，具有催发天地万物生长的能量。金文、小篆的气字横线曲环萦绕，更像云气漂流之状。

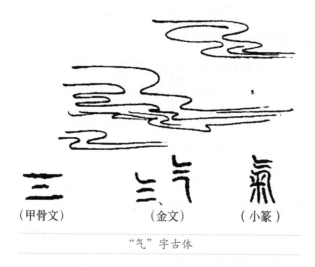

（甲骨文）　　　　　（金文）　　　　　（小篆）

"气"字古体

气的本义指云气，引申为泛指一切气体，如空气、人或其他动物呼吸出入之气（气息）；同时，气还用来指自然界冷热阴晴等现象（气候、气象）；此外，气还是一个抽象概念，用来指人的精神状态或作风习气（气质、气度）等。

在中医学中，气是生命活动的原动力。它有两个含义，既是运行于体内微小难见的物质，又是人体各脏腑器官活动的能力。因此中医所说的气，既是物质，又是功能。人体的呼吸吐纳，水谷代谢，营养敷布，血液运行，津流濡润，抵御外邪等一切生命活动，无不依赖于气化功能来维持。《仁斋直指方》说："人以气为主……阴阳之所以升降者，气也；血脉之所以流行者，亦气也；营卫所以转运者，气也；五脏六腑所以升降者，亦此气也。盛则盛，衰则虚，顺则平，逆则病。"气升降不止，出入不息，协调着人体内"精"与"神"的关系，从而维系着正常的生命现象。

一身之气，是人体内气范畴的最高层次，其生成一是源于父母先天之精所化之气，二是来源于脾胃化生的水谷精气；三是源于肺吸入的自然界清气。

一身之气分布于人体内不同部位，则形成不同名称的气，其中元气、宗气、营气、卫气可以认为是人体气理论结构的第二层次，脏腑之气、经络之气则是人体气理论结构的第三层次。人体气的不同层次结构理论，则超越了中国古代哲学气范畴的内涵。

"气"在古代是人们对自然现象的一种朴素认识，认为气是构成世界的最基本物质，宇宙间的一切事物都是气的运动变化而产生的。这种观点引入中医学领域后，气被认为是构成人体的基本物质，并以它的运动变化来说明人的生命活动。《素问·宝命全形论》说："天地合气，命之曰人。"《素问·气交变大论》说："善言气者，必彰于物。"清代著名医家喻昌在《医门法律》中谓："气聚则形成，气散则形亡。"这指出了气是物质，运动是物质的特性，没有物质的运动，功能是不存在的。反之没有功能，运动的物质也不存在。所以，中医学认为人的生命活动是由气的运动变化而产生的。在《寿亲养老新书》中谓："人由气生，气由神往，养气全神可得其道。"书中还归纳出古人养气的一些经验："一者，少语言，养气血；二者，戒色欲，养精气，三者，薄滋味，养血气；四者，咽津液，养脏气；五者，莫嗔怒，养肝气：六者，美饮食，养胃气；七者，少思虑，养心气。"此七者强调了"慎养"。但由于气是流行于全身、不断运动的，所以人体也要适当地运动，以促进脏腑气机的升降出入，才会有利于维持机体的正常生理功能。我国流传下来的多种健身运动及气功，如马王堆汉墓出土的《导引图》，就是以动养气的宝贵遗产。

三、养生三妙：聚精、养气、存神

精、气、神"三宝"就是这样在我们体内构成了一幅最完美的太极图。三者相互滋生、相互助长。从中医学讲，人的生命起源是"精"，维持生命的动力是"气"，而生命的体现就是"神"的活动。所以说精充气就足，气足神就旺；精亏气就虚，气虚神也就少。反过来说，神旺说明气足，气足说明精充。中医评定一个人的健康情况，或是疾病的顺逆，都是从这三方面考虑的。因此，古人称精、气、神为人身"三宝"是有它一定道理的。古人有"精脱者死，气脱者死，失神者死"的说法，以此也不难看出"精、气、神"三者是人生命存亡的根本。如《寿世传真》所说："吾人一身，所持精气神俱足，足则形生，失则形死。"明代养生家袁黄在《摄生三要》中说："聚精在于养气，养气在于存神，神之于气，犹母之子也。故神凝则气聚，神散则气消。若宝惜精气而不知存神，是茹其华而忘其根也。"神来源于精气，又是精气的主宰，三者相辅相成。所以陈健儒强调说："保精以养气，气裕以养神，此长生之要方。"《古今医统大全》说："夫善养

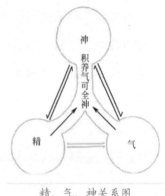

精、气、神关系图

者养内，不善养者养外。"养内指的就是调养精、气、神。明代名医李中梓把精、气、神称之为三奇，并把聚精、养气、存神作为祛病健身、延年益寿之宝。

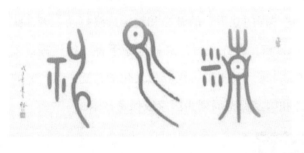

四、精气神三宝与古汉养生精

"古汉养生精"的前世今生

谈到马王堆古汉养生文化就必须提到《养生方》，它是一部专门记载养生保健医方的方书，是马王堆养生文化中一种更为具象，侧重经验传承的重要篇章之一。所记录的古医方主要用于滋补强壮，增强体力，发掘整理后可辨

出的至少有 79 方，是我国有记载以来最早的养生学文献。《养生方》的独特研究意义，引起国内外众多著名中医学者的关注，而湖南省中医药研究院以其地理位置的优势获得了对其进行深入研究的机会。

从 1972 年开始，为了将《养生方》中的药方复原，湖湘中医名家李聪甫、刘炳凡、欧阳锜三位老先生不断向语言学家、历史学家求助，为了验证古方的效果，他们在图书馆里寻找渊源，并且还要结合自己的行医实践，想方设法进行验证。经过 13 年不懈的努力，到 1985 年，以马王堆汉墓出土的古汉医学典籍《养生方》为依据，还原《养生方》中"还精补髓"的遗意，取撷《周易》中"水火既济"、《黄帝内经》中"阴阳平衡"等思想，综合调养肾、脾、心脑，养足人体精气神，有祛病强身、延年益寿功效的千年古方得以"复活"。研制之初，因其功能特性，三老便将其方剂命名为"精气神三宝液"，这也就是"古汉养生精"的前身。

1986 年，时任衡阳中药厂（现为启迪古汉集团衡阳中药有限公司）厂长的申甲球老先生用"三顾茅庐""程门立雪"的诚心和精神最终打动三老，获得"精气神三宝液"的秘方处方权，并在征得三老的同意下将"精气神三宝液"正式更名为"古汉养生精"，寓意马王堆古汉养生文化的精髓，其产品的配方及制备工艺被国家科技部和国家保密局列为国家级保密技术。

古汉养生精的立方核心

古人谓"天有三宝日、月、星；人有三宝精、气、神"，中医有"精脱者死、气脱者死、失神者死"的说法，可见精、气、神一直被古人奉为人生命存在的根本。

"精"是构成人体和维持机体生命活动的物质基础，也是产生神的物质基础。中医把精归于肾脏，《黄帝内经》谓"肾者主水，受五脏六腑之精而藏之"，并认为"肾精"是生命之本。

"气"是生命的基本元素和能量动力，通过气化功能协调精与神的关系，实现两者的互相转化。中医把气归于脾脏，认为"脾主气"，是后天之本。

"神"指神志，也就是人生命活动中心，起统帅精气的作用，中医把神归于心脑，有"得神者昌，失神者亡"的说法。

精、气、神三者之间既相互滋生，又相互助长。生命基础起源于精，生命活动有赖于气，生命现象表现为神。因此，精充可以化气，气足可以全神，神全则调和阴阳、协调脏腑、和顺气血，是人体健康的保障。反之精亏则气虚，气虚则神弱，神耗则器官衰弱、脏腑失调、病气毒邪无法宣泄。所以说，人体的健康离不开对人身精、气、神的保护和培养。

《丹经》说："欲得不老，还精补脑"。古汉养生精从精、气、神三者的相互依存的关系入手，药方科学配伍人参、黄芪、淫羊藿、黄精、枸杞子、菟丝子、女贞子等 11 味天然药食草本植物药材，组方平和，养调兼顾，阴阳相济，祛病延年，综合调养脏腑功能，全面填精、补气、养神、健脑，迅速补充人体精、气、神，提高人体免疫力和自然疗愈的能力。

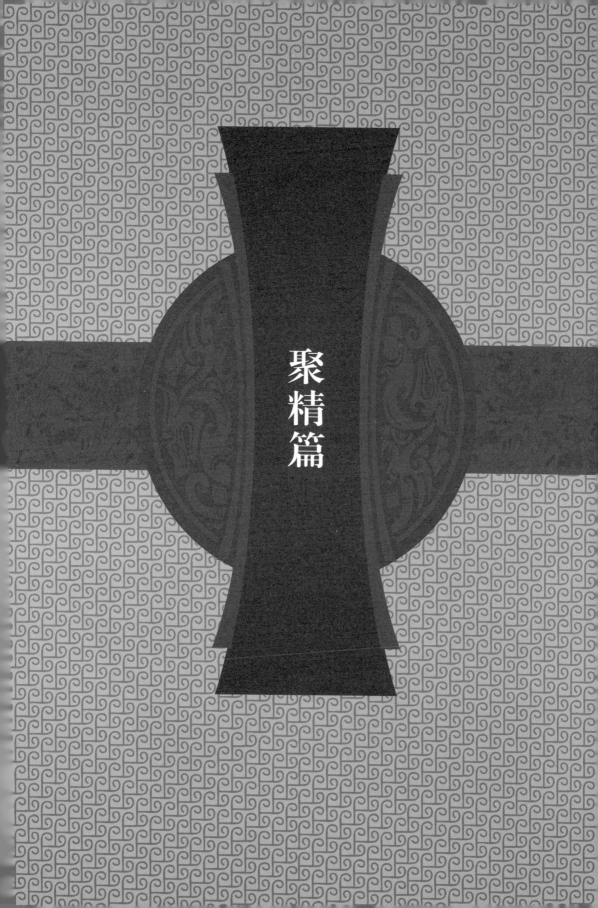

聚精篇

第六讲

安生之本，必资于食

国以民为本，民以食为天。湖湘饮食文化源远流长。

道县玉蟾岩——中国稻作文明的发源地之一。发掘出了距今约 14000 年的人工培植稻谷，是迄今为止发现的最早的人类稻作文明遗物；发现了陶片，是迄今为止中华大地上发现的年代最为久远的炊具。

澧县城头山遗址、彭头山遗址——"天下第一田"。发现了距今 7000～9000 年前的古稻田，是全世界发现的年代最早的人工栽培稻作农业遗存。

炎帝，作为农耕文化的创始人，"卒于今之株洲炎陵"。

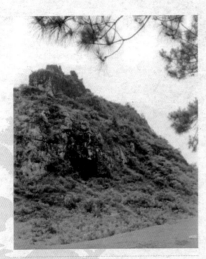
道县玉蟾岩

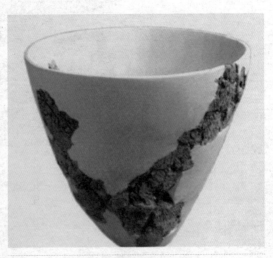
道县玉蟾岩出土的陶片

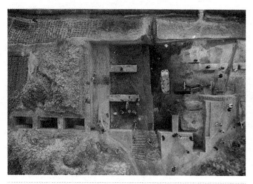

澧县城头山遗址

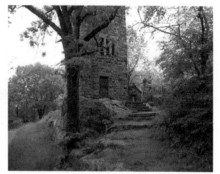

澧县彭头山遗址

马王堆汉墓中不但有大量残留食品，还有食简、筷子、食器等，足可以成为汉代饮食文化的名片。

晚清以来湘军的崛起，带动了湘菜的发展，不但留下了大量的文字记载，而且促使湖湘饮食文化走向全国，一跃而成为中国"鲁、川、苏、粤、浙、闽、湘、徽"八大菜系之一。

一、从马王堆竹笥谈起

竹笥，就是竹篾织成的盛物箱子。早在《后汉书》中就有记载："良，五女并贤，每有求姻，辄便许嫁，疏裳布被，竹笥木屐以遣之。"

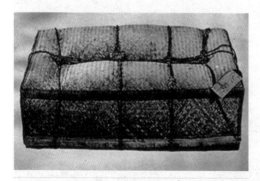

马王堆汉墓竹笥

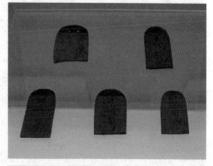

悬挂于马王堆汉墓竹笥上，用于标明竹笥内物品名称

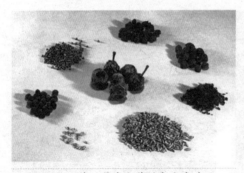

马王堆汉墓竹笥中分装的部分农产品

马王堆一号汉墓曾出土竹笥48个，一般长48～50厘米，宽28～30厘米，高15～16厘米，也有若干竹笥规格稍大一些。竹笥内装满了五花八门的随葬物品，外边拴着竹简，一一说明竹笥内所装为何物。据统计，在48个竹笥中，装有食品类30笥，中草药及其他植物茎叶类8笥，衣物及丝织品6笥，模型明器类4笥。由此可以看出，在所有随葬物品中，数量最多者当首推食品类，占了全部随葬物品的62.5%，真正体现和突出了"民以食为天"这一特点特色。

从上述30个食品竹笥所装实物来看，西汉时的主副食品异常丰富，主食有稻、麦、黍、粟、大豆、赤豆、麻子等谷物。副食有梨、梅、杨梅、枣、甜瓜等果品；有冬葵、芥菜、竹笋、姜、藕等蔬菜；其中尤以肉食品居多，

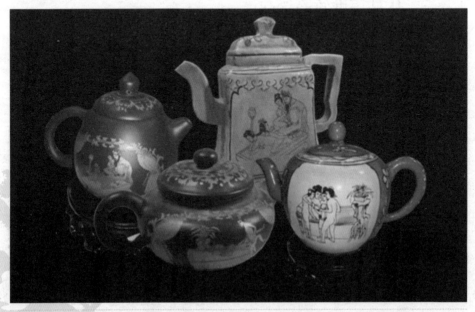

马王堆三号墓T形帛画上的宴饮图

计有牛、羊、猪、鹿、狗、兔等兽类，有鸡（包括鸡蛋）、雉、竹鸡、斑鸠、鹌鹑、鹤、雁、鸭、天鹅、鸳鸯、鹗、喜鹊、麻雀等禽类，以及鲤、鲫、蛾、鳊、鳜等鱼类。主要调料有盐、酱、醋、酒、蜂蜜、糖、豆豉等。药类有辛夷、桂皮、茅香、佩兰、高良姜、杜衡、花椒等中草药。这些中草药主要用于防治疾病，或盛于香囊之中作为芳香避秽之物，也有的用作食品调料。

西汉时期不仅主、副食品种类繁多，而且烹调方法也很讲究。主食有米饭、蒸饼、熬粥及米羹之类。这里着重谈谈副食特别是肉类食品的加工方法。肉类食品的常用加工方法有羹、炙、熬、濯、脍、脯、腊等，尤以羹类食品居多。根据竹笥所系312枚竹简统计，记载各种肉羹的竹简竟有29枚之多。如"牛白羹一鼎""鹿肉鲍鱼笋白羹一鼎""鸡白羹一鼎瓠菜""鲫白羹一鼎""狗羹一鼎""狗酐羹一鼎""狗菫羹一鼎"。所谓羹，是将剁碎的肉末做成汤，白羹即稻米熬粥加入肉末。牛白羹即稻米熬粥加入牛肉末，鸡白羹即稻米熬粥加入鸡肉末，狗白羹即稻米熬粥加入狗肉末。其中尤以狗肉羹最多，说明汉代人特别喜欢吃狗肉。由于羹类食品所用肉类全都剁成了细末，又熬得烂熟，皆为浓汁汤液，味美而易于消化吸收，故当时人们普遍喜欢食用。

炙，即烧烤过的肉类，有"牛炙一笥""犬肝炙一笥""豕炙一笥""炙鸡一笥"、"炙姑（鹧鸪）一笥"等。

熬，为炖煮，犹今之红烧，有"熬兔一笥""熬雉一笥""熬凫一笥""熬雀一笥"等。

濯，即汆汤快煮类食品，如"濯豚（猪肉）一笥""濯鸡一笥"等。

脍，为细切的肉片或鱼片，如"牛脍一器""羊脍一器""鱼脍一器"等。

脯类，系制咸肉干的食品，可以防止腐烂，便于保存。有"牛脯一笥""鹿脯一笥"等。

腊类，是经过熏制的肉类食品，香脆可口，又便于保存，故至今湖南人仍有嗜食腊肉的习惯。

在竹笥所藏肉类食品中，当以畜肩类食品最为突出，诸如"牛肩器笥一""犬肩一器与哉同笥""豕肩一器与哉同笥"

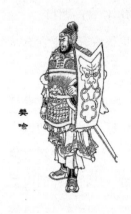

樊哙

"豕肩一器与哉同笥""羊肩哉各一器同笥"等。其中的"肩"即肩肘，也就是肘子，即切成

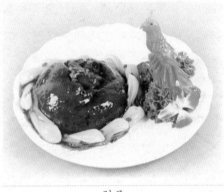

肘子

大块的肉。这就表明，西汉人特别喜欢吃各种肘子，又喜欢吃大块的肉。喜食肘子则见于当时的文献记载，如《史记·项羽本纪》在描写"鸿门宴"时，项羽曾赐给樊哙一个生彘肩，也就是生猪肘子，樊哙当即覆盾于地，用剑将生猪肘切成小块吃掉。西汉人不但喜欢吃猪肘子，而且对牛肘、羊肘、犬肘也都很喜欢。今人除了喜食猪肘之外，并无嗜食牛、羊、犬肘的习惯。

马王堆一号汉墓还发现许多用来串肉的竹签，有的竹签上还有串着牛、羊、猪骨的残骸。这又说明，西汉人很喜欢用竹签串牛肉、羊肉或猪肉吃。

现今人们仍然喜欢用竹签或铁签串羊肉及鲫鱼之类烧烤着吃。特别是羊肉串之类，不仅为新疆人所嗜食，而且受到了全国各地人们的普遍欢迎。

我国食品文化之发达，由上可见一斑。和其他文化一样，食品文化也是人民智慧的结晶。长沙马王堆一号汉墓出土的众多食品文物，从一个侧面反映了古代人民的高度聪明才智，

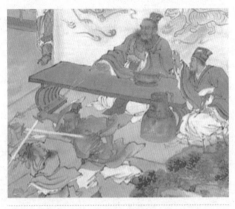

鸿门宴

它无疑可以为发展今天的食品文化提供有益的借鉴和启示。

二、五谷杂粮保健康

"民以食为天。"饮食是人类赖以生存和维持健康的基本条件，是人体后天生命活动所需精微物质的重要来源。在中医学范畴中，精是禀受于父母的生命物质与后天水谷精微相融合而形成的一种精华物质，是人体生命的本源，是构成人体和维持人体生命活动的最基本物质。精的范畴包括先天之精、水谷之精、脏腑之精、生殖之精等。其中禀受于父母，构成胚胎的原始物质称先天之精；源于饮食水谷，经脾胃等脏腑吸收的饮食精华为水谷之精（又称后天之精）；分藏于脏腑之中的称为脏腑之精；由先天之精在后天之精的资助下合化而成，起着繁衍后代作用的称为生殖之精。精的功能除了具有繁衍生命的重要作用外，还有濡养、化血、化气、化神等功能。聚精就是要求人们注重合理的膳食结构，讲究科学的饮食方式，正确地从饮食中摄取人体需要的精微物质，保持和促进身体的正常生长发育，使精气旺盛，脏腑功能协调，阴平阳秘，体质强壮。

马王堆汉墓出土有稻、麦、黍、粟、大豆等谷物，梨、梅、杨梅、枣、甜瓜等果品；冬葵、芥菜、竹笋、姜、藕等蔬菜；牛、羊、猪、鹿、狗、兔等肉食品。可谓五谷杂粮样样俱全。《黄帝内经》也总结出"五谷为养，五果为助，五畜为益，五菜为充，气味合而服之，以补精益气"的膳食配制原则，与马王堆的饮食文化有着异曲同工之美。这就告诉我们在日常生活中，应该"五谷""五果""五畜""五菜"合理搭配，才能充分地补充人体气血精微，使脾胃行使正常的消化功能，更有益于对人体精气的补益，保证健康和长寿。几千年来，这个原则一直作为中华民族膳食结构的指导思想，为保障我国人民的身体健康和民族的繁衍昌盛发挥了重要的作用。近年来，这种膳食结构原则的科学性、合理性、先进性已逐步得到世界的公认，越来越引起世人的重视。

五谷为养寿命长

五谷即粳米、小豆、麦、大豆、黄黍等，是中国人传统的主食。现代人生活水平提高，多食精制的或加工过的食品，反而忽视了五谷杂粮的营养功能，从而导致了肥胖、糖尿病、便秘、肠癌等"现代文明病"的发病率增高。实际上，人体所需要的营养要素几乎都存在于五谷杂粮之中，如矿物质、维生素、纤维素等。尤其是纤维素，不但可预防便秘、肠癌、缓解腹泻，还可增加饱腹感，延缓胃肠的排空。五谷杂粮热量低也有利于控制体重。中医认为"五谷最养脾，天生万物，独厚五谷"，就是说五谷杂粮既是食物，又可以用来防治疾病，而且经济实用，没有副作用。

1. 粳米

今泛称大米，光亮柔润，北方人称之为"圆粒大米"。味甘性平，具有补中益气、健脾和胃、除烦渴、止泻的功效。大米是全人类赖以生存的主要食品之一，《随息居饮食谱》谓其煮成粥饭"为世界第一补人之物"，《本草纲目》载"惟此谷得天地中和之气，同造化生育之功，故非他物可比"，入药之功则能"温中，和胃气，长肌肉""通血脉，和五脏，好颜色"。

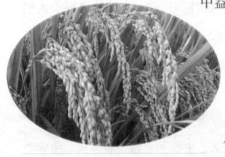

粳米

粳米每100克含碳水化合物77.9克，蛋白质6.7克，脂肪0.7克，钙10毫克，磷120毫克，铁1.3毫克，并含B族维生素等，脂肪中含各类甾醇等。粳米煮粥，每日清晨空腹食之，可强身健体；陈粳米泔水，温服一盅，每日3次，可治吐血不止；粳米50克，茶叶10克，放入锅中炒焦黄，然后加水250毫升，煮开稍凉后，加白糖，过滤去滓，1次内服，可治腹泻；粳米锅巴焦研末，每次温水送服5克，可治食积腹痛；粳米粉用绢袋包好，频频扑之，可治自汗不止；粳米粉熬黑，和蜜敷之，可治赤根丁肿。

2. 小豆

小豆即绿豆，味甘性凉。有清热解毒、消暑除烦、止渴健胃、利水消肿之功。为中国人的常食之物，既可作食品，又可作菜蔬。作为食品，可制成豆粥、豆饭、豆汤、豆酒、豆糕等，其中绿豆粥作为防暑降温的食品，制作简单，在中国民间流传了几千年。作为菜蔬，群众中多用以做成绿豆芽、绿豆粉丝之类，

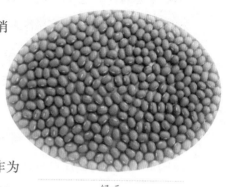

绿豆

清代名医王士雄说过"发芽为蔬，味极清美"。明代李时珍称赞它"食中要物，菜中佳蔬，真济世之良谷也。"现代研究认为绿豆含蛋白质（主要是球蛋白）、脂肪、碳水化合物、钙、磷、铁、维生素 A、维生素 B、维生素 C、磷脂等。明代李时珍总结前人经验时说："绿豆消肿治痘之功虽同赤小豆，而清热解毒之力过之。且益气，厚肠胃、通经脉，无久服枯人之忌。绿豆肉平，皮寒，解金石、砒霜、草木一切诸毒，宜连皮生研水服。"现代研究发现，绿豆含丰富的胰蛋白酶抑制剂，可以保护肝脏，减少蛋白分解，减少氮质血症，从而保护肾脏；绿豆含有一种球蛋白和多糖，能促进动物体内胆固醇在肝脏分解成胆酸，加速胆汁中胆盐分泌和降低小肠对胆固醇的吸收；绿豆中的多糖成分能增强血清脂蛋白酶的活性，使脂蛋白中甘油三酯水解，达到降血脂疗效，从而可以防治冠心病、心绞痛；绿豆中所含蛋白质、磷脂均有兴奋神经、增进食欲的功能，为机体许多重要脏器营养所必需。

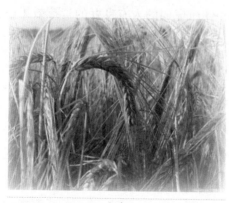

小麦

3. 小麦

小麦是世界上分布最广的粮食作物，其秋种、冬长、春秀、夏实，受四时之气，故为五谷之精品，是人

类最主要的食物之一。小麦味甘性平微寒，有清热除烦、养心安神、益肾、止渴、回乳的功效，有"五谷之贵"之美称。每100克小麦含淀粉73克，脂肪1.6克，粗纤维0.6克，钙43毫克，磷30毫克，铁5.8毫克，并含淀粉酶、麦芽糖酶和蛋白酶等。《黄帝内经》称小麦为"心之谷"，可补益心气，如心烦失眠者可用小麦与大米、大枣一起煮粥服食。用小麦100克煎汤或入药，有滋阴生津止渴的功效，治疗潮热盗汗、口干舌燥、心烦不安等。小麦粉不仅可厚肠胃、强气力，还可做药物的基础剂。如小麦粉用香油调和涂患处可治烫伤、皮肤生疮等症，小麦粉用白酒调为稠糊状，外敷可治疖肿。此外，麦麸含高膳食纤维，对高脂蛋白血症、痔疮、老年性便秘、结肠癌都有防治作用。

4. 大豆

大豆即黄豆。性平味甘，有益气养血、健脾宽中、润燥行水、通便解毒的功效。每100克大豆含蛋白质36.3克，脂肪13.4克，碳水化合物25克，钙367毫克，磷571毫克，铁11毫克，胡萝卜素0.4毫克，核黄素0.25毫克，烟酸2.1毫克，还含有卵磷素以及大豆皂醇A、B、C、D、E等各种物质。脾胃虚弱者宜常吃。用黄豆制成的各种豆制品如豆腐、豆浆等也具有药性，豆腐可宽中益气、清热散血，尤其适用于痰热喘咳、伤风外感、咽喉肿痛者。实验证明，黄豆及其制品对心血管有特殊的作用。经常食用黄豆制品，可有效降低血清胆固醇，并帮助解除动脉血管壁已遭受的损害。因此，黄豆对患高血压、动脉硬化、冠心病及神经衰弱和体质虚弱的人有良好的食疗效果。

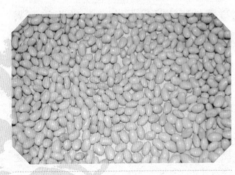

大豆

一些学者研究发现，用醋泡过的黄豆可用于治疗高血压和肥胖症；大豆含有多种矿物质，多食大豆能补充钙质，促进骨骼发育，对小儿、老人的骨骼生长极为有利；大豆中含有的可溶性纤维，既可通便，又可减少血中胆固醇；大豆中的铁不仅含量多，而且易被人体吸收，对缺铁性贫血有一定疗效；大豆中含有一种抑胰酶的物质，对糖尿病有治疗效果；大豆含有的皂苷有明显的降血脂作用，同时可抑制体重增加，减少血清、肝中脂质含量和脂肪含量；大豆中含有多种人体必需的氨基酸和较多的蛋白质，对人体组织细胞能起重要的营养作用，可提高人体的免疫功能。

5. 黄黍

黄黍今称苞米，又名玉蜀黍。鲜玉米鲜香甜润，营养全面，是非常受人欢迎的食品。玉米味甘性平，具有调中开胃、利尿消肿、宁心活血的作用。每 100 克玉米含蛋白质 8.2 克，脂肪 4.6 克，碳水化合物 70.6 克，粗纤维 1.3 克，钙 17 毫克，磷 219 毫克，铁 2 毫克，尚含多种维生素、生物素、胡萝卜素、果胶等，最适宜慢性肾炎患者治疗时食用，还适用于有热象的各种疾病，如头晕、头胀的肝阳上亢；胃热引起的消渴；湿热性肝炎；肺热性鼻衄、咯血，以及产后体虚、内热所致的虚汗。玉米碴为细渣煮粥养人，常作为病后体虚食疗之品。玉米须煎汤饮用，可清湿热、利小便，治疗黄疸、水肿等病症。玉米油中的亚油酸可防止胆固醇

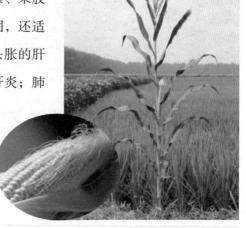

玉米

在血管壁沉积，对防治高血压、冠心病有积极作用。此外，玉米还有降血糖的功效，特别适合糖尿病患者食用。美国科学家还发现，吃玉米能刺激脑细胞，增强人的记忆力。玉米中所含的黄体素和玉米黄质可以预防老年人眼睛黄斑性病变的发生。近年来发现，玉米能加速婴幼儿机体的生长发育，延缓衰老，并有保护皮肤的作用；能加速体内过氧化物或自由基的分解，破坏化学致癌物质在体内的致癌性，因而具有防癌抗癌作用。

五果为助脾胃健

"五果"即桃、李、杏、栗、枣等。水果可分为鲜果、干果、坚果、野果。人们每天从食物中摄取各种营养物质，以维持生命活动，水果是营养物质的来源之一。水果中的营养成分也是其他食物无法替代的，其中的维生素、纤维素、有机酸、矿物质等对人体健康甚为重要，对某些疾病有一定的食疗作用。

1. 桃子

桃是人们普遍喜食的水果，自古被视为"仙品""寿果"。桃味甘微酸，性温，有敛肺止汗、生津润肠、活血消积等功效。桃的果肉以水蜜桃为佳，

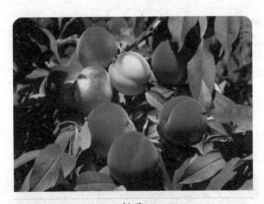

桃子

汁多香甜似蜜，除了含有丰富的蛋白质、脂肪、糖类、胡萝卜素、维生素 B_1、维生素 B_2、维生素 C、维生素 P 和钙、磷、铁等矿物质外，并具有一定的医疗保健作用。人们通常把桃作为治疗虚劳咳嗽、高血压动脉硬化者的佐食，每日食 2～3 个为宜，不宜多食，贪食过多可令人发热、腹胀。此外，桃子果肉中含铁量较高，在各种水果中仅次于樱桃。由于铁参与人体血液的合成，所以食桃具有促进血红蛋白再生的功能，可防治因缺铁引起的贫血；药理实验证明桃仁的提取物能提高血小板中 AMP 水平，抑制血小板聚集，显示具有一定的抗凝血作用及较弱的溶血作用；桃仁提取物可扩张肝内门静脉，促进肝血循环及提高肝组织胶原酶活性，并可促进肝内胶原酶的分解代谢，对肝硬化、肝纤维化有良好的治疗作用，还能使肝微循环内红细胞流速增加，促使胆汁分泌；桃仁中所含苦杏仁苷、苦杏仁酶等物质，水解后对呼吸器官有镇静作用，能止咳平喘；

桃仁中所含苦杏仁苷的水解产物氢氰酸和苯甲醛对癌细胞有协同破坏作用，而氢氰酸和苯甲醛的进一步代谢产物分别对改善肿瘤患者的贫血及缓解疼痛有一定作用。桃花中含有萘酚，具有利尿作用，能除水气，消肿满，医治黄疸、淋证等。同时桃花能导泻而对肠壁无刺激作用。

2. 李子

李子很早以前就是人们常食的鲜果之一，《尔雅》载："五沃之土，其木宜梅李。"魏文帝与吴质书曰："浮甘瓜于清泉，沉朱李于寒水。"李子性平，味甘酸。有清热生津、泄肝利水之效。李子富含蛋白质、脂肪、碳水化合物、钙、磷、铁、胡萝卜素以及氨基酸、糖类、天门冬素等。李子能促进胃酸和胃消化酶的分泌，有增加胃肠蠕动的作用，因而食李能促进消化，增加食欲，为胃酸缺乏、食后易饱胀、大便秘结者的食疗佳品；新鲜李肉中含有多种氨基酸，如谷氨酰胺、丝氨酸、脯氨酸等，生食之对于治疗肝硬化腹水大有裨益；李子核仁中含苦杏仁和大量的脂肪油，药理实验证实它有显著的利水降压作用，并可加快肠道蠕动，促进干燥的大便排出，同时也具有止咳祛痰的作用；《本草纲目》记载，李花和于面脂中，有很好的美容作用，可以"祛粉滓黑黯"，"令人面泽"，对汗斑、脸生黑斑等有良效。

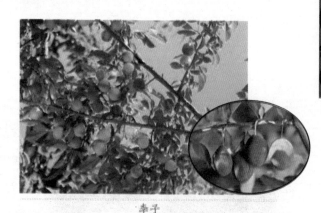

李子

3. 杏子

杏子味甘酸，性温，有生津止渴、润肺止咳、化痰定喘、润肠通便、抗癌的功效。杏子富含蛋白质、碳水化合物、钙、磷、铁、氨基酸、胡萝卜素、糖类和维生素 C 等。国外曾有报道，由于杏仁中含有苦杏仁苷，因而在防癌抗癌方面有较好的效果。据世界卫生组织资料显示，斐济共和国是现今世界上唯一没有癌症患者的国家，究其原因是该国广种杏树，居民常食鲜杏、杏脯、杏仁榨油后的粕（杏仁霜）或掺进粮食中常年食用。杏仁中还含有维生素 B_5（烟酸），能使皮肤柔软、滑润而富有弹性，可作化妆品的高级原料。杏仁是高钾食品，可增强心脏横纹肌的韧性，钾可促进体内多余的钠排出，可防止高血压、动脉硬化、血栓性中风等。但在食用或药用杏仁时，要严格控制用量，因杏仁中含有苦杏仁苷及苦杏仁酶。苦杏仁苷进入人体后被苦杏仁酶水解产生剧毒的氢氰酸，成人一次食用 50～60 粒苦杏仁能致死，小孩吃 7～10 粒就会中毒。杏子的维生素 A 原含量十分丰富，有保护视力、预防目

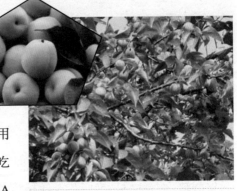

杏子

疾的作用；杏子中含有多种营养物质，可补充人体营养需要，提高机体的抗病能力。

4. 栗子

栗子又名栗实、板栗。性温，味甘平，有补肾强筋、活血止血、健脾养胃的功效。栗子每 100 克含蛋白质 5.7 克，脂肪 2 克，碳水化合物 40～45 克，淀粉 25 克。每 100 克生栗子维生素的含量可高达 40～60 毫克，熟栗子维生素含量约 25 毫克；栗子另含钙、磷、铁、钾等无机盐及胡萝卜素、B 族维生素等多种成分。栗子是碳水化合物含量较高的干果品种，能供给人体较多的热能，并能帮助脂肪代谢，保证机体基本营养物质供应，有"铁杆庄稼""木本粮食"之称，具有益气健脾、厚补

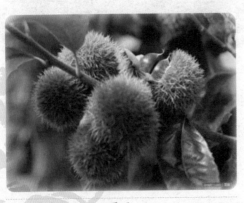

栗子

胃肠的作用；栗子中含有丰富的不饱和脂肪酸、多种维生素和矿物质，可有效地预防和治疗高血压、冠心病、动脉硬化等心血管疾病，有益于人体健康；栗子含有丰富的维生素C，能够维持牙齿、骨骼、血管、肌肉的正常功能，可以预防和治疗骨质疏松、腰腿酸软、筋骨疼痛、乏力等，延缓人体衰老，是老年人理想的保健果品。

5. 大枣

大枣味甘，性温。有补中益气、养血安神、缓和药性的功效。富含有蛋白质、谷氨酸、赖氨酸、精氨酸等14种氨基酸；含油酸、亚油酸等7种以上有机酸；13种皂苷、6种果糖、7种黄酮类化合物以及钙、磷、铁、钾、镁、铝等36种无机元素；此外，还含有丰富的维生素C、维生素P。我国是枣的故乡，种植历史悠久。早在3000年以前，枣就作为解救人们饥馑的食品，枣树被冠以"粮食树"的美称。据考古发掘发现，河南新郑裴李岗

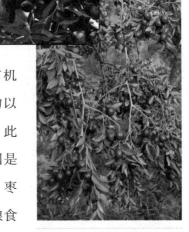

大枣

新石器遗址，湖南长沙马王堆西汉古墓，湖北江陵的秦墓和汉墓，都保存着较完整的枣干果。此外，枣是供祭祀和喜庆的食品。洞房花烛夜，夫妻要剥食枣栗，意为早生贵子。《本草备要》综述食枣的好处为"补中益气，滋脾土，润心肺，调荣卫，缓阴血，生津液，悦颜色，通九窍，助十二经，和百药"。药理研究证实，多食大枣能增加人体免疫功能，增强抗病能力；大枣中所含黄酮–双–葡萄糖苷A有镇静、催眠和降压作用，其中被分离出的柚配质C糖苷类有中枢抑制作用，即降低自发运动及刺激反射作用、强直木僵作用，故大枣具有安神、镇静作用；大枣含多种三萜类化合物，其中桦木酸、山楂酸均发现有抗癌活性，对于防癌、抗癌都有一定的效果。

五畜为益肌肉丰

五畜即牛、羊、豕（猪）、鸡、犬等。肉类脂肪是人体六大营养要素之一，肉类对人体的最大贡献就是提供优质蛋白、铁、钙和维生素等。肉类蛋白质含量较高，并含有人体必需的氨基酸，配比符合人体的需要，属于优质蛋白质。肉类还供给铁、铜、锌等微量元素和一些维生素。因此，肉类食物的营养价值很高，并且人体容易消化吸收，再加上特有的适口性和咀嚼性，味美可口，一直受到人们的喜爱。我国居民历来多以素食为主，粮食是营养的支柱，膳食中的脂肪能量不足，低于英国、美国、日本等发达国家。所以不必食脂色变，望肉生畏，把肉类脂肪视为健康、健美的大敌，不敢进食。营养学家认为，就目前而言，适量吃肉有益无害。

1. 牛肉

牛肉味甘性平，有补脾胃、益气血、强筋骨、化痰息风的功效。每 100 克牛肉含蛋白质 20.1 克，脂肪 10.2 克，维生素 B_1 0.07 毫克，维生素 B_2 0.25 毫克，钙 7 毫克，磷 170 毫克，铁 0.70 毫克，胆固醇 125 毫克。《医林纂要》谓："味甘，专补脾土。脾胃者，后天气血之本，补此则无不补矣。"对于病后虚劳羸瘦、饮食无味、腰膝酸软及消渴、水肿等症，牛肉均为补益食疗的佳品。肉类中以牛肉的营养价值最高，含有少量

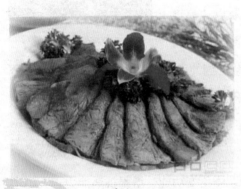

牛肉

的钙、磷、铁、胆固醇、维生素 B_1、维生素 B_2。健康人常食能补气健身。因此，古有"牛肉补气，功同黄芪"之说。此外，用肥嫩之黄牛肉，洗净，置锅中煮糜烂食之，可止吐泻，安中益气；水牛肉蒸熟，以姜、醋空心食之，可治水肿尿涩；牛肉、韭菜各适量，一起炒食，可治老人夜尿。

2. 羊肉

羊肉味甘，性温，含有少量的钙、磷、铁、维生素 B_1、维生素 B_2、烟酸、胆固醇。具有益气补虚、温脾暖肾的功效。可治虚劳瘦弱、腰膝酸软、产后虚冷、寒疝腹痛、脾胃虚弱和反胃等症。羊肉能给人体带来热量，故冬季吃羊肉是非常适合的。中医认为，羊肉是壮元阳、补精血、疗肺虚、益劳损之妙品，是一种良好的滋补强壮药。由于羊肉中所含的钙质、铁质高于猪、牛肉，所以吃羊肉对肺病（如肺结核、气管炎、哮喘）、贫血、产后气血两虚及一切虚寒证最为有益。只需喝羊肉汤就可使病情减轻或痊愈。此外，用羊肉去脂作脯，以蒜、薤空腹食之，可治虚冷反胃；以羊肉、生姜各适量，白果 10 枚，共煲汤服，可治老人夜尿。

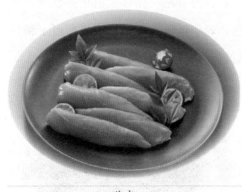

猪肉

3. 猪肉

猪肉味甘、咸，性平，有补肾养血、滋阴润燥之功效。适用于热病伤津、消渴、瘦弱、燥咳、便秘等症。猪肉含有蛋白质、脂肪、糖类及少量的钙、磷、铁、维生素、烟酸等成分，是人们日常食用的荤菜之一。以猪肉切丁或块，以猪脂

煮食之，可治上气咳嗽烦满；以腊肉煨熟食之，可治噤口痢；产后以猪瘦肉 200 克、黄花菜 50 克，清炖加盐佐膳，可治缺乳。

4. 鸡肉

鸡肉味甘性温，质地柔嫩，味道鲜美，易为人体消化吸收，含有较多的谷

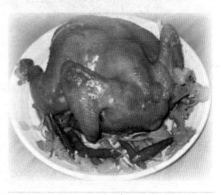

鸡肉

氨酸和肌苷，因而烹制后具有深厚的香鲜味。鸡肉营养丰富，每 100 克可食部分中含蛋白质 23.3 克、脂肪 1.2 克、维生素 B_1 0.03 毫克，维生素 B_2 0.09 毫克、烟酸 8 毫克、维生素 E 2.5 毫克、钙 11 毫克、磷 190 毫克、铁 1.5 毫克。鸡肉功能温中补气、填髓补精。适用于虚劳瘦弱、中虚胃呆食少、腹胀、泄泻、下利、消渴水肿、小便频数、崩漏带下、产后乳少、耳聋和肝硬化腹水、病后虚弱等症。

5. 狗肉

狗肉味甘咸，性温热，富含蛋白质、脂肪、糖类及少量的钙、磷、铁、钾、钠、维生素 B_1 等多种营养成分。具有安五脏、暖腰膝、益肾壮阳、补胃益气等功能，用于治疗脾胃不佳、肾阳虚、胸腹胀满水肿、腰膝酸软、败疮久不收口等症。现代研究认为狗肉对神经、内分泌、循环、消化等系统都有帮助，能改善血液循环，促进消化吸收。老年体弱、腰痛脚冷者，可于腊月取狗肉煮食。冬日常吃狗肉能够有效地抵御外来寒邪，使周身温暖。

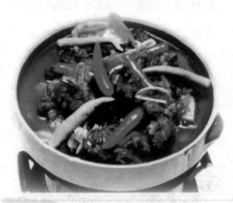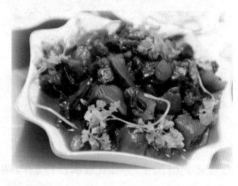

狗肉

五菜为充营养足

五菜即葵、藿、葱、薤、韭等。蔬菜是维持生命不可缺少的食物。人们可以长期不吃荤菜，却不能不吃蔬菜。由于蔬菜中含有各种丰富的维生素，其营养价值很高，所以赢得了"维生素仓库"的美名。蔬菜中含有大量的维生素 C，能增强血管的韧性和弹性，防止血管破裂。人体在摄入蔬菜中获得大量的维生素就可以防止夜盲症、软骨病、口角炎、各种出血和慢性胃肠病；蔬菜中还含有丰富的人体所需要的矿物质铁、磷、钙等。铁是制造红细胞的重要原料，磷对神经系统有较好的滋补作用，钙可帮助骨骼生长。少年儿童患有缺铁性贫血，多吃蔬菜则效果明显，就是这个道理。蔬菜所含纤维素、半纤维素、木质素和果胶是膳食纤维的主要来源。膳食纤维在体内不参与代谢，但可助进肠蠕动，利于通便，减少或阻止胆固醇等物质的吸收，有益于健康。蔬菜还含有一些酶类、杀菌物质和具有特殊功能的生理活性成分，如淀粉酶，生食时有助于消化；生物类黄酮为天然抗氧化剂，能维持微血管的正常功能，保护维生素 C、维生素 A、维生素 E 等不被氧化破坏；蔬菜具有防癌抗癌作用，这是由于蔬菜中含有维生素 C、维生素 A、维生素 B_2 和纤维素。维生素 C 不但有防止癌细胞的浸润和转移作用，还可抑制甲基苯胺和亚硝酸钠在体内合成亚硝酸胺（一种强致癌物），从而起到防癌作用。维生素 A 有抑制上皮细胞分化的能力，缺少它就容易患各种上皮癌，如口腔癌、食管癌、胃癌、肠癌、肺癌、胰腺癌、膀胱癌、前列腺癌、卵巢癌、宫颈癌等。

1. 大白菜

大白菜味甘，性平微寒。有清热除烦，通利肠胃，消食养胃的功效。李时珍《本草纲目》记载大白菜可以"通利肠胃，除胸中烦，解酒止渴，消食下气。治瘴气，止热气嗽。冬汁尤佳，利大小便"。大白菜水分多，茎叶脆嫩，味道鲜美，历来为人们所喜食，几乎是北方人家冬季食用的主要蔬菜之一。民谚说"鱼生热，肉生痰；白菜豆腐保平安"。这是因为大白菜营养丰富，含有较多的维生素 C 和钙质，而且富含纤维素。多吃白菜可以

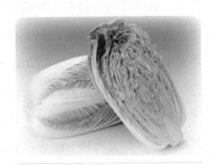

大白菜

增进食欲，去油腻，帮助疏通肠道，防治便秘，减轻肠道负担，消除瘀血从而预防痔疮，对胃及十二指肠溃疡也有一定的辅助疗效。大白菜中还含有钼，能阻断致癌物质亚硝酸。科学家近年还发现大白菜中还含有一种酶，能帮助分解雌激素（与乳腺癌有关），可减少乳腺癌的发病率，妇女常吃大白菜是有益的。但大白菜较为寒凉，体弱者不宜多吃。大白菜周身是宝，其根、茎、叶、籽均可入药治病。如用白菜根茎 1 个洗净切片，绿豆芽 30 克，水煎汤温服，每日 2～3 次，治疗外感风热引起的发热、头痛、鼻塞、口干等症；白菜根茎 1 个，生姜 3 片，红糖 60 克，葱白 3～5 根，水煎汤不拘时频频饮服，可治外感风寒所致恶寒、鼻塞、四肢酸痛、呕吐等症；白菜根茎单独煮水外洗可治疗冻疮；白菜籽做油涂头可以生发；白菜籽细研，用开水调服，可治醉酒不醒。

2. 芹菜

芹菜味甘、苦，性微寒，具有清热除烦、平肝、利水消肿、凉血止血的功效。芹菜的营养非常丰富，因而自古以来深受人们的青睐。据测定，每 100 克芹菜中含蛋白质 2.2 克，钙 100 毫克，铁 8.5 毫克，磷 61 毫克，维生素 C 6 毫克。蛋白质和磷的含量比瓜菜类高 1 倍，钙和铁的含量比西红柿高 20 倍。此外，还含有维生素 P、维生素 A 以及挥发油、甘露醇等成分。现代药理研究证实，芹菜中含有一种特殊的有益于心脏的化合物，可降低血压，降低胆固醇，预防心脏病。在芹菜中还含有一种能使脂肪加速分解、消化的化学物质，食后有利于人体减肥。芹菜既可凉拌，也可炒食，荤素皆宜，可制芹菜干丝、芹菜肉丝、爆炒芹菜、虾仁炒芹菜、芹菜煎豆腐等菜肴。其中，虾仁炒

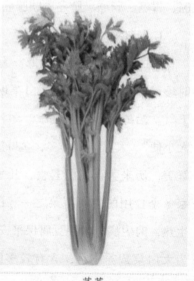

芹菜

芹菜最为有名，香气浓烈，味道鲜美。食用新鲜芹菜的茎、叶可调节消化功能，对治疗膀胱炎、尿石症、儿童泌尿系统炎症、排尿障碍、肝病、消化功能失调、肠胀气以及各种原因的神经疾病等都有一定的作用，并可改善人体的新陈代谢，提高人体对一些传染病的抵抗能力。

3. 韭菜

韭菜古称起阳草、钟乳草，是我国特有的一种蔬菜，栽培的历史已经超过 3000 年。《诗经》中有"献羔祭韭"的诗句，说明当时韭菜曾被当作祭品。韭菜味辛性温，具有补肾益胃、充肺气、散瘀行滞、安五脏、行气血、止汗固涩、平呃逆的作用。生韭菜汁可解蛇、蝎、恶虫的毒，能祛瘀血。对阳虚肾冷、阳痿遗精、腰膝冷痛有明显的食疗作用。韭菜的另一特殊作用是可排出胃肠中的

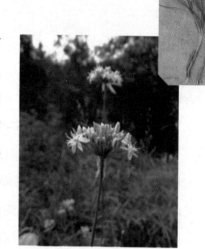

韭菜

金属物。若有小孩误吞发夹、回形针等金属物，应尽快煮食韭菜，第二天即见韭菜纤维缠绕发夹或回形针随粪便排出。

明代李时珍曾说："韭菜春食则香，夏食则臭，多食则神昏目暗，酒后尤忌。"凡胃虚有热，下焦有火，消化不良者均不宜多食用。韭菜含粗纤维较多，不易被胃肠消化吸收，故一次不可多食。韭菜是春季营养丰富的细菜，含有蛋白质、脂肪、糖类、纤维素、矿物质、硫化物、大蒜素以及胡萝卜素、维生素 B、维生素 C 等多种人体健康不可缺少的物质。其中大蒜素、硫化物具有调味和良好的杀菌作用，可以辅助治疗肠炎、痢疾等病；胡萝卜素是维生素 A 原，对治疗干眼病、夜盲症、皮肤粗糙等症均有功效；维生素 C 对牙龈出血、坏血病等有肯定疗效；钙和磷是人体骨骼、牙齿生长的原料；铁是造血的原料。韭菜中的纤维素可促进肠蠕动，具有通便作用。

4. 葱

葱又名葱白、大葱白、葱白头。我国各地均有种植，随时可采。采挖后切去须根及叶，剥去外膜，鲜用。本品味辛，性温，具有发汗解表、散寒通阳、解毒散凝的功效。每100克葱含蛋白质2.5克，脂肪0.3克，碳水化合物5.4克，钙54毫克，磷61毫克，铁2.2毫克，胡萝卜素0.46毫克，维生素C 15毫克。此外还含有原果胶、水溶性果胶、核黄素、大蒜素等多种成分。现代药理研究证明，香葱所含的果胶可明显地抵御细菌、病毒的作用，尤其对痢

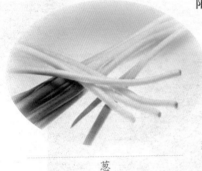

葱

疾杆菌和皮肤真菌抑制作用更强，且可明显减少肠癌的发生，有抗癌作用；葱内的蒜辣素也可以抑制癌细胞的生长；香葱的挥发油等有效成分具有刺激身体汗腺以发汗散热之作用，因此常吃葱白可预防风寒感冒；葱白与枣煮汤可以治疗心气虚弱，胸中烦闷，失眠多梦，健忘等病症；对于四肢厥冷、下利清稀、面赤脉微之阴寒内盛、虚阳上越之证，民间常伍附子、干姜等煮汤食用；对于寒气凝滞、膀胱气化失司之小便不利症，常伍附子、细辛等煎汤治疗；此外，用葱白炒热外敷脐带或心、腹部，可以散寒邪、通阳气，治疗寒凝腹痛。

5. 薤

薤又称薤白、薤白头、荞白。我国各地均有分布。本品味辛、苦，性温，具有行气止痛、通阳散结、下气导滞的功效。薤白鳞茎含有蒜氨酸、甲基酸氨酸及大蒜糖等。药理研究发现，长梗薤白提取物ANBE有降低血脂作用，并对各种诱集剂所引发的血小板聚集有抑制作用，其煎剂在体外对痢疾杆菌及金黄色葡萄球菌有抑制作用。欧洲民间过去常用该属植物缓解肺部炎症引起的刺激症状（如胸痛）。《肘后方》载：薤白捣汁，可治奔豚气痛。《金匮要略》载：薤捣汁灌（滴）鼻中，可治猝死；《千金要方》载：生薤一把，以热

醋投入，封疮上，可治手足冻疮；《太平圣惠方》载：薤根，醋捣，敷肿处，冷即易之，可治咽喉肿痛；《独行方》载：薤一握，以水三升煮，取一半顿服，不过三作，可治霍乱干呕不息；《果蔬疗法大全》载：薤白头捣烂敷伤处，可治动物咬伤。

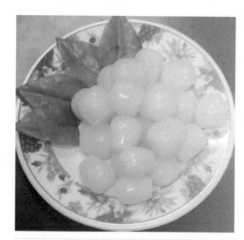 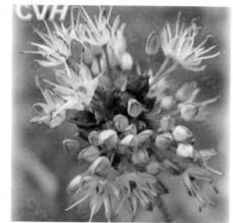

薤

第七讲

药补不如食补

是药三分毒，生病不一定非得吃药，很多时候我们可以试试食疗。药食同源，凡膳皆药，懂得吃，学会吃，可以少找医生去看病。很多种食物在某种程度上都是药物，小食物往往有大功效。食补是祖先留给我们最珍贵的秘方，通过饮食的调养，同样可以变得健康起来。

一、药补不如食补

补，《说文解字》训"补"为"完衣也"，乃修补衣之破损处；《周礼·司寇·小人行》曰："若国札丧则令赙补之"，郑玄注："补，助其不足也。"从现存史料看，首论食物"补益"之说的当推马王堆汉墓出土的医书。

《十问》载文挚与齐威王论食、卧补养之道，威王曰："子之长韭何邪？"文挚合曰："后稷半鞣，草千岁者为韭，故因而命之，其受天气也早，其受地气也葆，故辟悁惄怯者，食之恒张，目不察者，食之恒明，耳不闻者，食之恒聪，春三月食之，疴疾不昌，筋骨益强，此为百草之王。"《十问》还载有王期与秦昭王问答："寡人闻客食阴以为动强，翕气以为精明，寡人何处而寿？"王期答曰："必朝日月而翕其精光，食松柏，饮走兽泉英，可以却老复壮，泽曼有光。"

《十问》中还提出了一些有关食疗的方法，主要体现在房中养生方面，如一定要将"食阴之道"（食用有滋阴作用的食品）持之以恒，这些食品包括柏子仁、牛羊乳等；如果房事频繁，可用鸟类补养，其中春雀所生之卵、才开鸣的雄鸡补养作用最强，平时也可以将鸟卵置于炒麦芽粉中服用。认真服用这些食物，便可以"起死"（治疗阳痿）。其他常用的还有动物的生殖器，取其以"脏（器）补脏（器）"。

药物补益之说在《神农本草经》中得到进一步完善，其书载："上药一百二十种，主养命以应天，无毒，多服久服不伤人，欲轻身益气，不老延年者本上经；中药一百二十种以为臣，主养性以应天，无毒有毒，斟酌其宜，欲遏病补虚羸者，本中经……"

药补不如食补，力主此说者当推金元时期的医家张子和，他在《推原补法利害非轻说》谓"养生当论食补，治病当论药攻"，痛斥杏林庸医误用补益之流弊，其言"疟本伤于夏暑，议者以为脾寒而补之，温补则危，峻补则死；伤寒热病下后，若以温辛之药补之，热当复作，甚则不求；泻血，血止之后，若温补之，血复热，小溲不利，或变水肿；霍乱吐泻，本风湿暍合而为之，温补之则危，峻补之则死"。子和认为"唯脉脱下虚，无邪无积之人，始可议补，其余有邪积之人而议补者，皆鲧湮洪之徒也"。

此外，一些医家认为，药物皆为毒，《周礼》之"聚毒药以供医事"，《素问·五常政大论》曰"无毒治病，十去其九，谷肉果菜，食养尽之"。所以，在人们的心目中，形成了"药补不如食补"的概念。

二、教你几招怎么吃

食物对人体有滋养身体，维护健康，预防疾病，延年益寿的作用，这是毋庸置疑的。合理安排饮食可保证机体的营养，使五脏功能旺盛，气血充实。食物补益应注重调整阴阳、协调脏腑，采用补偏救弊、损有余而补不足的原则。力求荤素搭配，全面膳食，即尽可能做到多样化，讲究荤素食、主副食、正餐和零散小吃，以及食与饮之间合理搭配。同时根据中医整体观和辨证进食的思想，遵守以下原则。

合理搭配

人吃单一食物是不能维持身体健康的，因为有些必需的营养素，如一些必需脂肪酸、氨基酸和某些维生素等，不能由其他物质在体内合成，只能直接从食物中取得。而自然界中没有任何一种食物含有人体所需的全部营养素。因此，为了维持人体的健康，就必须把不同的食物搭配起来食用。

我国人民早就认识到了这一点。如《黄帝内经》中说："五谷为养，五果为助，五畜为益，五菜为充，气味合而服之，以补精益气。""谷肉果菜，食养尽之。"这就全面概述了粮谷、肉类、蔬菜、果品等几个方面是饮食的主要内容，并且指出了它们在体内起补益精气的主要作用，人们必须根据需要兼而取之。但目前在我国的一些地方，尤其是广大农村，人们只有吃饱、吃好的概念。而所谓"吃好"，主要是指吃鸡鸭鱼肉奶等中高档荤腥食品或味道好的食品。他们很少知道人体需要什么营养素，那些食品含有什么养分，应当怎样搭配为平衡膳食。

现代营养学把食物分成两大类：一类主要是供给人体热能的，叫热力食品，也叫主食，在我国主要是粮食；另一类是副食，主要是更新、修补人体的组织，调节生理机能的，又叫保护性食品，如豆制品、蔬菜、食油等。以从事轻体力劳动、65公斤体重的成年男子为例，每天吃主食1斤、动物性食品2两、豆类食品1两、蔬菜1斤、食用油4钱，便可接近营养平衡。主食的种类很多，它们所含氨基酸、维生素、无机盐的种类和数量又互不相同，故不能只用一种粮食做主食，应做到粗细粮合理搭配，干稀搭配。副食中的肉类、蛋类、奶类、鱼类、海产类、豆类和蔬菜等，都能提供丰富的优质蛋白质和人体必需的脂肪酸、磷脂、维生素、钙、磷、镁、碘等重要营养素，对人体健康起着非常重要的作用。但副食在营养上也各有长短，因此，也应搭配食用和变换食用。饮食的种类多种多样，所含营养成分各不相同，只有做到使各种食物合理搭配，才能使人体得到各种不同的营养，以满足生命活动的需要。

此外，根据中药学的理论，还应注意食物的配伍问题。食物的配伍分协同与拮抗两方面。在协同方面又分相须、相使，在拮抗方面分为相反、相杀、相畏和相恶。这些知识对于我们调配饮食也是很重要的。

所谓相须，是指同类食物相互配伍使用，可起到相互加强的功效，如百合炖秋梨，共奏清肺热、养肺阴之功效。所谓相使，是指以一类食物为主，另一类食物为辅，使主要食物功效得以加强，如姜糖饮，温中和胃的红糖增强了温中散寒的生姜的功效。所谓相反，是指两种食物合用，可能产生不良作用，如柿子忌茶，白薯忌鸡蛋。所谓相杀，是说一种食物能减轻另一种食物的不良作用。所谓相恶，是指一种食物能减弱另一种食物的功效。所谓相畏，是指一种食物的不良作用能被另一种食物减轻，如扁豆的不良作用（可引起腹泻、皮疹等）能被生姜减轻。

五味调和

所谓五味，是指酸、苦、甘、辛、咸。这五种类型的食物不仅是人类饮食的重要调味品，可以促进食欲，帮助消化，也是人体不可缺少的营养物质。

中医认为，味道不同，作用不同。如酸味有敛汗、止汗、止泻、涩精、收缩小便等作用，像乌梅、山楂、山萸肉、石榴等；苦味有清热、泻火、燥湿、降气、解毒等作用，像苦杏仁、苦瓜、百合等；甘味即甜味，有补益、和缓、解痉挛等作用，如红糖、桂圆肉、蜂蜜、米面食品等；咸味有泻下、软坚、散结和补益阴血等作用，如盐、海带、紫菜、海蜇等；辛味有发散、行气、活血等作用，如姜、葱、蒜、辣椒、胡椒等。因此，在选择食物时，必须五味调和，这样才有利于健康，若五味过偏，会引起疾病的发生。《黄帝内经》就已明确指出："谨和五味，骨正筋柔，气血以流，腠理以密，如是则骨气以精，谨道如法，长有天命。"说明五味调和得当是身体健康、延年益寿的重要条件。

要做到五味调和，一要浓淡适宜。二要注意各种味道的搭配。酸、苦、甘、辛、咸的辅佐配伍得宜，则饮食具有各种不同特色。三是在进食时味不可偏亢，偏亢太过则容易伤及五脏，于健康不利。对于最后一点，《黄帝内经》中指出："多食咸，则脉凝泣而变色；多食苦，则皮槁而毛拔；多食辛，则筋急而爪枯；多食酸，则肉胝而唇揭；多食甘，则骨痛而发落，此五味之所伤也。"即咸味的东西吃多了，会使流行在血脉中的血瘀滞，甚至改变颜色；苦味的东西吃多了，可使皮肤枯槁、毛发脱落；辣味的食品吃多了，会引起筋脉拘挛、爪甲干枯不荣；酸的东西吃多了，会使肌肉失去光泽、变粗变硬，甚至口唇翻起；甜味食品吃多了，会使骨骼疼痛、头发脱落。以上都是因五味失和而影响机体健康的情况，从反面强调了五味调和的重要性。

饮食卫生

俗话说"病从口入"，这说明了注意饮食卫生的重要性。1988年在上海爆发的甲肝大流行，至今人们还记忆犹新，其损失之大、危害之广，真是触目惊心。但一些人却不以为然，"不干不净，吃了没病"的口头语，会不时在人们耳边响起。在广大农村，特别是边远的地方，这更是需要人们高度重视的一个问题。

我国人民历来有注意饮食卫生的习惯，大教育家孔子很早就提出了一些食物不宜吃："食饐而餲，鱼馁而肉败，不食；色恶，不食；臭恶，不食；失饪，不食；割不正，不食……"里面最重要的一条是不吃腐败变质的食物；所谓"食饐而餲"，就是说饮食经久而腐臭；"鱼馁"，是指鱼腐烂，"肉败"是说肉腐败，这样的食品不能吃。怎样判断食品是否变质呢？孔子的办法是观察食品的颜色和气味。"色恶"，是说颜色难看，"臭恶"，是指气味难闻，凡这样的食品都不应该吃，吃了会引起食物中毒。尤其是鱼、肉、蛋、水果、蔬菜等含水分较多的食物，在气候炎热时，往往在短期内就会发臭、发酵、发霉。防治食物腐败的方法很多，方法之一是采用低温冷冻防腐。因为降低环境温度可以抑制微生物的生长繁殖，降低酶的活性和食品内化学反应的速度。但低温不能杀死微生物，也不能将酶破坏，因此保存的时间应有一定限制。现在一些人过春节时，喜欢买很多的食品放在冰箱里贮存，时间长了同样会腐烂变质。

家用餐具上常会沾染各种细菌、病毒、寄生虫卵，因此餐具要经常消毒。消毒前应先将餐具洗净，用热水或碱除去油垢，使消毒效果更好一些。常用的消毒方法有煮沸消毒、蒸汽消毒和漂白粉消毒。

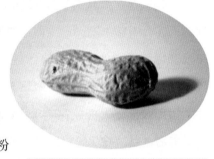

花生

食用油脂或含油脂丰富的糕点、饼干、火腿、香肠等食品，在贮存过程中因受到阳光、金属容器以及微生物的作用，会产生一种"哈喇味"，这就是化学上所说的油脂酸败。油脂酸败后不仅会引起食品变味，降低食物本身的营养价值，还会对人体有害，食后会刺激消化道黏膜，使人恶心、呕吐。

一些人喜欢用报纸包装食品，但报纸、杂志、书上印满了油墨字，油墨中含有多氯联苯，是一种毒性很强的物质。此外，旧报纸、书上还沾有大量致病菌、虫卵和病毒。用报纸来包装食品会污染食品影响人体健康。

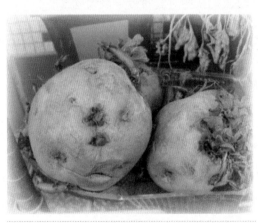

发芽的土豆

黄曲霉素是目前世界上公认的强致癌物质，长期摄入含黄曲霉素较多的食物，不仅会发生急、慢性中毒，使肝脏纤维变性、出血、坏死，而且能诱发肝癌。预防黄曲霉素污染食品的根本措施是防霉，如果发现花生、玉米发霉，应立即拣除干净。家庭中的植物油若被黄曲霉素污染，可将油烧沸，再加些粗盐炸锅，这样即去毒95%左右。若大米发霉，认真搓洗几遍后，在蒸饭时再稍加点碱，可使黄曲霉素大大减少。花生如果发霉不严重，可用水反复搓洗，再用粗盐炒，也可使毒素减少。

一般来说，土豆发芽后就不要吃了，这是因为土豆中含有龙葵素，是一种对人体有害的生物碱。平时土豆中龙葵素含量极微，一旦土豆发芽，芽眼、芽根变绿，溃烂处龙葵素的含量会急剧升高。若食之，可产生恶心、呕吐、腹痛、腹泻，重者则导致呼吸困难、昏迷。若发芽不严重，可将芽眼挖干净，并削去发绿部分，再放在冷水中浸泡一小时有毒的龙葵素便溶解在水中；烹调时再加点醋，烧熟烩烂即可去掉毒素。

饮食有节

《黄帝内经》中说："饮食有节……故能形与神俱，而尽终其天年，度百岁乃去。"《管子》亦说："饮食不节……则身体利而寿命益；饮食不节……则形累而寿命损。"《千金要方》里亦说："饮食过多则聚积，渴饮过多则成痰。"这些都说明了节制饮食对人体的重要意义。相反，若不重视饮食有节，想怎么吃就怎么吃，想什么时候喝就什么时候喝就会对健康带来极大危害。

所谓饮食有节，是指饮食要有节制，不能随心所欲，要讲究吃得科学和吃的方法。具体地说，就是要注意饮食的量和进食时间。

一是饮食要适量。这是说人们吃东西不要太多，也不要太少，要恰到好处，饥饱适中。人体对饮食的消化、吸收、输布、贮存主要靠脾胃来完成，若饮食过度，超过了脾胃的正常运化食物量，就会产生许多疾病。南北朝时道家著名人物、医药学家陶弘景曾写过这样一首诗："何必餐霞服大药，妄意延年等龟鹤。但于饮食嗜欲中，去其甚者将安乐。""餐霞"和"服大药"，是当时追求长生不老常用的两种方法，陶隐居这首诗歌劝告世人：何必去追求什么长生不老药，还想靠那些东西益寿延年，寿比龟鹤。只要在饮食嗜好中改掉那些最突出的毛病，就会给你带来安乐。那么，哪些是饮食嗜欲中的"甚者"呢？饮食过饱就是一甚。

饮食过量，在短时间内突然进食大量食物，势必加重胃肠负担，使食物滞留于肠胃，不能及时消化，从而影响营养的吸收和输布，脾胃功能也因承受过重而受到损伤。其实对于这一点，古人早有认识。如《黄帝内经》中说："饮食自倍，肠胃乃伤。"《博物志》说："所食逾多，心逾塞，年逾损焉。"《东谷赘言》中更明确指出饮食过量对人的具体危害："多食之人有五患，一者大便数，二者小便数，三者扰睡眠，四者身重不堪修养，五者多患食不消化。"

过饱不利于健康，但食之太少亦有损于健康。有些人片面认为吃得越少越好，结果强迫自己挨饿，由于身体得不到足够的营养，反而虚弱不堪。正确的方法是"量腹节所受"，即根据自己平时的饭量来决定每餐该吃多少。"凡食之道，无饥无饱……是之谓五脏之葆"，这里所说的无饥无饱，就是进食适量的原则。只有这样，才不致因饥饱而伤及五脏。

二是饮食应定时。"不时，不食"是孔子的饮食习惯，即不到该吃饭的时候，就不吃东西，这是正确的。一日三餐，食之有时，脾胃适应了这种进食规律，到时候便会做好消化食物的准备。好吃零食的人，到了该吃饭的时候，常会没有饥饿感，勉强塞进些食品，也不觉有何滋味，而且难以消化。对饮食宜定时这一点，《尚书》早就指出了"食哉惟时"，意思是人们每餐进食应有较为固定的时间。这样才可以保证消化、吸收正常地进行，脾胃活动时能够协调配合、有张有弛。中医学认为，一日之中机体阴阳有盛衰之变，白天阳旺，活动量大，故食量可稍多；而夜暮阳衰阴盛，即待寝息，以少食为宜。因此有"早餐好，午餐饱，晚餐少"的名训。清代马齐《陆地仙经》中提到："早饭淡而早，午饭厚而饱，晚饭须要少，若能常如此，无病直到老。"按现代营养学的要求，一日三餐的食量分配比例应该是 3∶4∶3，即如果一天吃

500 克粮食的话，早、晚餐各吃 150 克，中午吃 200 克，这样比较合适。有人观察，每天早餐进食 8368 千焦的热量，对体重并无明显的影响，而把这么多热量放在晚餐，人的体重就会明显增加。这说明对于体重的影响，"什么时候吃比吃什么还重要"。

我们强调"按时进食"，也不能完全排斥"按需进食"，即想吃时就吃一点，不想多吃就少吃一点。像加夜班的人，在第二日早餐时往往不想吃东西，希望赶快睡上一个好觉；心情不好的人，在吃饭时间往往没有食欲；午睡过久的人，常常在晚餐时间不想吃东西；正全神贯注忙于工作或比赛的人，自然不想停下来吃东西。对于他们来说，等有了食欲时再吃会更好一点。对于这一点，我国著名养生学家陶弘景早就指出："不渴强饮则胃胀，不饥强食则脾劳。"意思是：人若不渴勉强饮水，会使胃部胀满，若不饿时勉强进食，则会影响脾的消化吸收，使脾胃功能受损。以上说明"按需进食"是适应生理、心理和环境变化而采取的一种饮食方式。但它不是绝对地"随心所欲"、零食不离口，也不是毫无规律地随意进食，而是于外适应变化的环境，于内适应变化的需要，使饮食活动更符合内在规律。

总之，"按需进食"与一日三餐按时吃饭的饮食习惯是相辅相成、互为补充的。它们可以适合人们在不同环境中的饮食需要，目的都是让人们的饮食活动变得更科学，对健康更有益。

烹调有方

合理的烹调可以使食品色、香、味俱全，不仅增加食欲，而且有益健康。如炒蔬菜时要急火快炒，避免长时间炖煮，而且要盖好锅盖，防止溶于水的维生素随水蒸气跑掉，也防止在加热情况下，本已容易氧化破坏的维生素 C 再得到充足的氧气供应而加速氧化破坏。在炒菜时加一点醋，既可调味，又可使维生素 C 少受损失，这是因为维生素 C 是一种还原性物质，在酸性环境中比较稳定，而在中性或碱性环境中加热很容易氧化成二酮古洛糖酸，失去作用，加醋可以减缓这一氧化过程。

在多种烹调方法中，以蒸对营养素的损失最少，其次是炸，再其次是煎、炒。对营养素破坏最厉害的是煮。不论哪种方法，最好能够做到热力高、时间短。总之，要掌握做菜的火候恰到好处。

在主食方面，煮饭、煮粥、煮豆皆不要放碱，因为碱容易加速维生素 C 以及维生素 B 的破坏。

中医营养学还主张在食物的制作过程中注意调和阴阳、寒热；对老人饮食还提倡温热、熟软，反对黏硬、生冷。

所谓制作中的调和阴阳，是指在助阳食物中加入青菜、青笋、白菜根、嫩芦根、鲜果汁以及各种瓜类甘润之品，这样能中和或柔缓温阳食物辛燥太过之偏；而在养阴食物中加入花椒、胡椒、茴香、干姜、肉桂等辛燥的调味品，则可调和或克制养阴品滋腻太过之偏。

所谓制作中的调和寒热，是指体质偏寒的人烹调时宜多加姜、椒、葱、蒜等调味；体质偏热的人则应少用辛燥物品调味，并须注意制作清淡、寒凉的食品，如蔬菜、水果、瓜类。

老年人因脾胃虚弱，烹调时应多加注意。《寿亲养老新书》中说"老人之食，大抵宜温热、熟软，忌黏硬生冷"，黏硬之食难以消化，筋韧不熟之肉更易伤胃，胃弱年高之人每因此而患病。故煮饭烹食以及制作鱼、肉、瓜、菜之类，均须熟烂方食。

饭菜宜淡不宜咸，这也是烹调中要注意的一条原则。食盐是我们生活中不可缺少的必需品，它对人体的作用一是调味，二是为身体提供维持正常生理代谢功能的钠和氯。但食盐不能多吃，许多调查表明，吃盐过多的人群高血压、冠心病、脑出血甚至癌症发病率都明显增高。一般来说，每人每天从食物中获得的食盐量最多不应超过 10 克。但也有特殊的时候，如盛夏季节，人们因大量出汗，使体内盐分失去过多时，就要随时注意补充丢失的盐分。

四季宜忌

《饮膳正要》中说："春气温，宜食麦以凉之；夏气热，宜食菽以寒之；秋气燥，宜食麻以润其燥；冬气寒，宜食黍以热性治其寒。"这段话说明：由于四时气候的变化对人体的生理、病理有很大影响，故人们在不同的季节应选择不同的饮食。《周礼·天官》中亦说："春发散宜食酸以收敛，夏解缓宜食苦以坚硬，秋收敛吃辛以发散，冬坚实吃咸以和软。"这种因时择味的主张至今仍为群众所喜用。

春天，万物复苏，阳气升发，人体之阳气亦随之升发，此时应养阳。在饮食上要选择一些能助阳的食品，如葱、荽、豉等，使聚集一冬的内热散发出来。在饮食品种上，也应由冬季的膏粱厚味转变为清温平淡。冬季一般蔬菜品种较少，人体摄取的维生素往往不足，因此在春季膳食调配上，应多采用一些时鲜蔬菜，如冬种绿色蔬菜春笋、菠菜、芹菜、太古菜等；在动物性食品中，应少吃肥肉等高脂肪食物。中医还主张："当春之时，食味宜减酸益甘，以养脾气，饮酒不可过多，米面团饼不可多食，致伤脾胃，难以消化。"这些都是值得我们注意的。

夏季，酷热多雨，暑湿之气易乘虚而入，人们往往会食欲降低，消化力也减弱，大多数人厌食肥肉和油腻等食物。因此在膳食调配上，要注意食物的色、香、味，尽力引起食欲，使身体能够得到全面足够的营养。中医认为，夏季阳气盛而阴气弱，故宜少食辛甘燥烈食品，以免过分伤阴，宜多食甘酸清润之品，如绿豆、西瓜、乌梅等。《颐身集》指出"夏季心旺肾衰，虽大热不宜吃冷淘冰雪、蜜冰、凉粉、冷粥"，否则饮冷无度会使腹中受寒，导致腹痛、呕吐、下利等胃肠疾患，这点对年老体弱的人尤其重要。此外，夏季食物极易腐烂变质，因此夏季一定要注意饮食卫生，不喝生水，生吃瓜果蔬菜一定要洗净。

秋天，气温凉爽、干燥，随着暑气消退，人们从暑热的困乏中解脱出来，食欲逐渐提高，再加上各种瓜果大量上市，应特别注意"秋瓜坏肚"。立秋之后，不论是西瓜还是香瓜、菜瓜，都不能恣意多吃，否则会损伤脾胃的阳气。因秋天气候干燥，在饮食的调理上要注意少用辛燥的食品，如辣椒、生葱等皆要注意，宜食用芝麻、糯米、粳米、蜂蜜、枇杷、甘蔗、菠萝、乳品等柔润食物。明代医学家李梴认为"盖晨起食粥，推陈致新，利膈养胃，生津液，令人一日清爽，所补不小"，他主张秋季早晨要多喝点粥。

冬天，气候寒冷，虽宜热食，但燥热之物不可过食，以免使内伏的阳气郁而化热。饭菜口味可适当浓重一些，有一定脂类。因绿叶蔬菜较少，故应注意摄取一定量的黄绿色蔬菜，如胡萝卜、油菜、菠菜及绿豆芽等，避免发生维生素 A、维生素 B_2、维生素 C 缺乏症。为了防御风寒，在调味品上可以多用些辛辣食物，如辣椒、胡椒、葱、姜、蒜等。此外，炖肉、熬鱼、火锅亦可多食一点。冬季切忌黏硬、生冷食物，此类属阴，易伤脾胃之阳。对于体虚、年老之人，冬季是饮食进补的最好时机。

因人制宜

根据人们的年龄、体质、职业不同，饮食应有差异。

1. 不同年龄的饮食要求

胎儿期，是指从受孕到分娩的时期。为使胎儿先天营养充足，此期加强孕妇的膳食营养极为重要。总的饮食要求是以可口清淡、富有营养为佳，不宜过食生冷、燥热、辛辣和油腻的食物。具体地说，怀孕早期饮食宜少而精，以新鲜蔬菜瓜果为佳，忌食辛辣刺激之品，以免加重妊娠反应。在妊娠 4～7 个月时，孕妇宜食富有蛋白质、钙、磷的食品。如磷存在于黄豆、鸡肉、羊肉中，钙含于蛋黄、乳

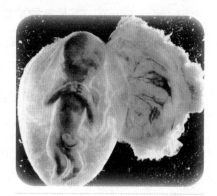
胎儿期

类、虾皮中，而鱼肉中蛋白质含量丰富。妊娠晚期孕妇应多吃优质蛋白，并注意动物蛋白与植物蛋白的搭配食用。

新生儿期，是指从出生到满月的时期。此期间尽量要用母乳喂养，母乳中不仅含有孩子所需要的营养物质，而且含有较多的抗体。

婴儿期，是指从满月到1周岁的时期。这个时期的喂养最好用母乳；若不能喂母乳，可采用牛奶或代乳粉，并需要添加辅助食品，如菜水、蛋黄、水果泥、碎肉等。

幼儿期，是指1～3周岁的时期。食物应以细、烂、软为宜，既不要给孩子吃油腻食物，更不要吃刺激性食品。添加的辅食应该由流质到半流质，再到固体，由少到多，由细到粗。

儿童期，是指3～12岁这段时期。在饮食上，营养价值可高一些，精一些，使之充分被消化、吸收、利用。另外，在食量上应有所节制。

青少年，生长发育迅速，代谢旺盛，必须全面、合理地摄取营养，并要特别注意蛋白质和热能的补充。为此，应保证足够的饭量，并摄入适量的脂肪。

健康的中年人，常用的饮食一般除了正常热量的饮食外，就是在劳动量增加的情况下，分别考虑给予高热量、高蛋白的饮食。所谓正常热量的饮食，一般认为，每天每公斤体重需蛋白质1克左右，脂肪为0.5～1.0克，糖类每天约400～600克，其他各种矿物质、维生素主要由副食品予以补充。

老年人，饮食中必须保证钙、铁和锌的含量，每人每天分别需要0.6克、12毫克和15毫克。人到老年后，体内代谢过程以分解代谢为主，所以需要及时补充这些消耗，尤其是组织蛋白的消耗，每天所需蛋白质以每公斤体重1克计算。此外，老年人要注意米、面、杂粮的混合食用，并应在一餐中尽量混食，以提高主食中蛋白质的利用价值。

2. 不同体质的饮食要求

对于阴虚之体质，应多吃些补阴的食品，如芝麻、糯米、蜂蜜、乳品、甘蔗、蔬菜、水果、豆腐、鱼类等清淡食物，对于葱、姜、蒜、椒等辛味之品则应少吃。

阳虚之体质者，应多食些温阳的食品，如羊肉、狗肉、鹿肉等，在夏日三伏之时，每伏可食附子粥或羊肉附子汤一次，配合天地阳旺之时，以壮人体之阳。

气虚之体质者，在饮食上要注意补气，药膳"人参莲肉汤"可常食；粳米、糯米、小米、黄米、大麦、山药、大枣等都有补气作用，亦应多食之。

血虚之体质者，应多食桑葚、荔枝、松子、黑木耳、甲鱼、羊肝、海参等食物，因为这些食物均有补血养血的作用。

阳盛之体质者，平素应忌辛辣燥烈食物，如辣椒、姜、葱、蒜等，对于牛肉、狗肉、鸡肉、鹿肉等温阳食物宜少食用。可多食水果、蔬菜、苦瓜。因酒是辛热上行的，故应戒酒。

血瘀之体质者，要多吃些具有活血祛瘀作用的食物，如桃仁、油菜、山慈菇、黑大豆等；酒需长饮，醋可多食，因二者均有活血作用。

痰湿之体质者，应多食一些具有健脾利湿、化痰祛痰作用的食物，如白萝卜、紫菜、海蜇、洋葱、扁豆、白果、赤小豆等，对于肥甘厚味之品，则不应多食。

气郁之体质者，可少量饮酒，以活血通脉，提高情绪。平素应多食一些能行气的食物，如佛手、橙子、柑皮、荞麦、茴香菜、香橼、火腿等。

3. 不同职业的饮食要求

体力劳动者，首先要保证足够热量的供给，因为热量是体力劳动者能进行正常工作的保证。为此，必须注意膳食的合理烹调和搭配，增加饭菜花样，提高食欲，增加饭量，以满足人们对热量及各种营养素的需求。此外，还要多吃一些营养丰富的副食以及蔬菜和水果。

脑力劳动者，脑消耗的能量占全身总消耗量的20%，因此脑需要大量的营养。经研究证实，核桃、芝麻、金针菜、蜂蜜、花生、豆制品、松子、栗子等均有健脑补脑的良好功效，可多食之。此外，蔬菜水果是钙、磷、铁和胡萝卜素、核黄素、维生素 C 的主要来源，因此脑力劳动者亦应多食之。由于一般脑力劳动者活动量较小，对脂肪和糖的消耗量不大，所以不宜多食含糖和脂肪过多的食品，否则会造成体脂过多，身体肥胖。

三、食物是良药：常用食补方法

饮食是维持人体生命活动的必备条件，谷不入半日则气衰，一日则气少。孙思邈于《千金要方·食治》中称"安身之本，必资于食"，故古代医学大家莫不致力于食补的研究。食补法的应用亦视脏腑之虚实，血气之亏损，以相应食物调配，以起到补益虚损之目的。饮食滋补方法有以下几种。

1. 平补滋养法

是应用既能补气，又能补阴或补阳的食物的方法。如山药、蜂蜜既能补脾肺之气，又能滋脾肺之阴。枸杞子既滋肾阴，又补肾阳等，这些食物适用于普通人群保健。

2. 清补滋养法

是应用补而不碍胃，性质平和或偏寒凉的食物的方法。常用食物有萝卜、冬瓜、西瓜、小米、苹果、梨、黄花菜等，以水果、蔬菜居多。

3. 温补滋养法

是应用温热性食物进行补益的方法。适用于阳虚或气阳亏损，如肢冷、畏寒、乏力、疲倦、小便清长而频或水肿等患者，也作为普通人的冬令进补食物，如核桃仁、大枣、龙眼肉、猪肝、狗肉、鸡肉、鲇鱼、鳝鱼、海虾等。

4. 峻补滋养法

是应用补益作用较强，显效较快的食物来达到急需目的的方法。此法的应用应注意体质、季节、病情等条件，须做到既达到补益目的，又无偏差，常用的峻补食物有羊肉、狗肉、鹿肉、鹿胎、鹿尾、鹿肾、甲鱼、熊掌、鳟鱼、黄花鱼、巴鱼等。

除了以上所述之外，食补还应注意如下几点。

一是谨和五味，中医很早就认识到各种食物合理搭配的重要意义，"五味"，一是泛指所有食物；二是指食物的性味。所以"和五味"的含义也包括两个方面，一为多种食物的搭配，五谷、五畜、五果、五蔬等；二为食物的调和，辛、甘、酸、苦、咸，五味不可偏，不可过。"谨和五味"不但对于生理状态下人的五脏、气血等有益，而且在疾病状态下也有治疗作用。为了合理搭配膳食，我国劳动人民创造了许多有效烹饪方法；主食方面的粗细混食、粗粮细作、豆煮稀饭，各种副食品的荤素搭配、什锦菜、蔬菜加豆制品，都是合理和符合机体的营养保健要求的。人体对营养素的需要是多方面的，单一食品不能满足人体对所有营养素的需要。同时，摄入的各种食物的性和味又是相互关联和影响的，所以要满足人体对营养素的需要，就要尽可能做好食品的多样化和合理搭配。

二是避免偏嗜。人体是一个有机整体，人体与自然界之间以及机体各脏腑之间，都必须保持阴阳动态的平衡，这就要求所进饮食之性味要不偏不倚，与机体阴阳相对应，饮食偏嗜会引起机体阴阳的偏盛偏衰，进而可能引起疾病。《黄帝内经》指出人体的内脏可因饮食五味的太过而受伤，如过食酸味的东西，就会肝气太盛，脾气衰竭，出现脾胃胀满，两胁隐痛；过于多食咸味的东西则会肌肉萎缩，心情抑郁；过于多食甜味的东西则会面色泛黑，胸中烦闷不安；过食苦味的东西会伤脾胃，消化不良，使胃部胀满；过食辛味的东西则筋脉容易败坏而且松弛，精神也会受到损害。因此，避免饮食偏嗜是非常必要的。

三是宜清洁，忌厚味。《黄帝内经》中说的"膏粱之变，足生大疔"，意思是说吃肥厚甜腻的食物易引起痈疽毒疡等疾病。所谓"厚味"，指油多腻人之品，反之"清淡"则指油少爽口之物，主要指素食，素食即粗粮、蔬菜和水果等。"素食为主，荤素搭配"是人类健康长寿的秘诀之一。

目前病死率最高的心脑血管疾病与血液中胆固醇的关系极为密切，而血液中的胆固醇的浓度又与饮食中胆固醇的含量有关，当食入的胆固醇超过人体的需要时，胆固醇就沉积在血管壁上，动脉粥样硬化、原发性高血压等便由此产生。所以，像蛋黄、动物脂肪、脑髓一类的东西宜少吃，尤其不能经常吃、过量吃。清淡的饮食一般是指主食五谷杂粮，副食则以植物性豆类、蔬菜、植物油为主。研究证明，长期食用复合碳水化合物，如大米、玉米为主，血液中的胆固醇水平一般较低，冠心病发病率也较低。

四、哪类食物更适合你?

根据食物的功能，一般分为 7 类。

1. 滋阴类

这类食物的主要作用有养阴生津，清热除烦，滋养肝胃，润肺泽肤。适用于素体阴液不足，或久病耗阴所致的肢体羸瘦、面容憔悴、口燥咽干、虚烦不眠，甚则骨蒸盗汗，咳呛无痰，颧部发红，梦遗滑精，腰酸背痛。常用的食物有小麦、粟米、落花生、黑芝麻、甜杏仁、黑豆、胡萝卜、白菜、番茄、藕、银耳、香蕉、荸荠、杨梅、橙子、菠萝、西瓜、梨、桃子、鸡蛋、猪肉、蜂蜜、鳖肉、燕窝等。

2. 壮阳类

这类食物的主要作用有温肾壮阳，温里散寒，补精髓，强筋骨。适用于虚胖畏冷，腰膝酸痛，肢软乏力，精神萎靡，阳痿早泄，遗精遗尿，小便清长或溺后余沥等症。常用的食物有韭菜、羊肾、胡桃肉、栗子、狗肉、羊肉、牛肉、麻雀肉、鹿肉、鸽肉、羊鞭、狗鞭、牛鞭、原蚕蛾、对虾等。

3. 益气类

这类食物的主要作用有健脾益气，补肺固表，补虚劳，益气力，增精神。适用于肺脾气虚和短气咳喘，神疲乏力，食少纳呆，面色不华，易自汗出，精神不振，以及年老体弱，久病脱肛等症。常用的食物有糯米、高粱、大麦、马铃薯、香蕈、蘑菇、猴头菇、南瓜、兔肉、泥鳅、青鱼、带鱼、黄鳝、鸡肉、鸡蛋、鹌鹑（蛋）、鸽肉、猪瘦肉、牛奶等。

4. 补血类

这类食物的主要作用有补血养血，温润肌肤。适用于血虚所致的头晕目眩、面色苍白、精神疲倦、肢体麻木、心悸失眠、妇女月经不调等。常用的食物有菠菜、龙眼肉、枣、松子、荔枝、桑葚、鸭肉、羊肝、鲍鱼、乌贼、海参、龟肉以及动物血等。

5. 养心安神类

这类食物的主要作用有养心阴，益心气，安心神，补脑，益脾胃。适用于心气虚弱或心血不足引起的心悸、怔忡、健忘失眠、多梦易惊、体倦无力、遗精淋浊等症。常用的食物有柏子仁、酸枣仁、百合、玫瑰花、大枣、龙眼肉、羊心、猪心、蜂蜜等。

6. 补肾益精类

这类食物的主要作用为补肾阴，益精髓。适用于肾精亏虚之耳鸣耳聋，牙齿动摇或疼痛，午后潮热，手脚发热，盗汗，腰膝酸痛，多梦遗精，发焦脱落，性功能减退或低下等症。常用的食物有枸杞子、核桃仁、山药、鸽肉、鸡肉、葡萄，动物的肉鞭、脑髓等。

7. 补肾壮腰类

这类食物的主要作用有温肾壮阳，益精气，强腰膝，壮筋骨。适用于肾虚导致的腰膝酸痛，阳痿遗精，头晕耳鸣，小便频数，筋骨无力，神经衰弱等。常用的食物有鹿肉、熊肉、牛肉、动物肾脏、狗肉、羊肉、鸡肉、动物筋和骨等。

第八讲

性福在哪里

性，是人类的一种本能需要，是仅次于水和食物的一种生理需求。《礼记·礼运》云："饮食男女，人之大欲存焉。"把性生活同饮食相提并论。马王堆汉墓出土的竹简《十问》《合阴阳》和《天下至道谈》，视房中养生为"天下至道"，何其重要也！这堪称是迄今发现的最早房中养生专著。可见古人非常重视性生活的保健，不少性保健思想的论述至今仍有指导价值。

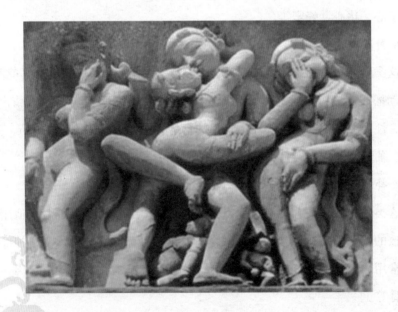

一、房室活动乃阴阳之道

《十问》中记载了这样一段对话：

尧问于舜曰："天下孰为贵？"

舜曰："生为贵。"

尧曰："治生奈何？"

舜曰："审乎阴阳。"

说明古人以阴阳思辨自然，以阴阳剖析自身。《素问·阴阳应象大论》说："阴阳者，天地之道也。"即是说，宇宙间的万事万物皆要以阴阳为法则来分析和认识，房室活动（性生活）也不例外。事实上，房室活动应该是阴阳整体观念的一个最好体现。

东方古代哲学认为，男女、阴阳、天地，统成一体。所谓阴阳之道，乃是性爱的真髓、核心，这一基本理论和法则是研究人类房室活动的基础。一向重视礼义道德的儒家代表人物孔夫子同样认为男女关系是"人伦之始""五代之基"，人类的繁衍昌盛亦从男女阴阳规律而来。鲁迅说："生物，第一要紧的自然是生命。因为生物之所以为生物，全在有这生命，否则就失去了生物的意义。生物为保存生命起见，具有种种本能，最显著的是食欲……但生物的个体总免不了衰老和死亡，为继续生命起见，又有一种本能，便是性欲。因性欲才有性交，才发生苗裔，继续了生命。"人，作为社会化的动物，当然也就依靠这两大本能保存生命和继续生命。在人的身上，自然属性既决定了人不同性别所具有的气质，也决定了人具有异性间相互吸引的性爱与情欲的天性，这是任何人都无法泯灭的东西。在人的所有生命冲动中，性欲是最基本的、最原始的冲动。性冲动往往是不可遏止的，是本能的反映，动物界往往因此出现雄性相争而相互残杀的现象。但人不是动物，人类的性本能受人的社会性制约，表现在他们身上的性本能已不仅仅是原始的、野蛮的，更多

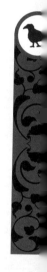

的则是他们作为社会的人。仅仅把自身简单地交给这种性本能的力量，而毫无自我控制和驾驭的能力，尤其不受道德法律的规范所约束，这样的人起码不算是"性"的自然属性和社会属性统一的完美之人。

我国古代道教很重视养生，也很重视"阴阳之道"的研究，不仅不把它看作"修行"的阻碍，而且看成重要的修炼方式之一。其主要目的在于保精、致气、还精、补脑。正如元代李鹏飞在《三元延寿参赞书》中所说："男女居室，人之大伦，独阳不生，独阴不成，人道有不可废者。"一阴一阳之谓道，偏阴偏阳之谓疾，男女相需好比是天地相合，若男女两者不合，则违背阴阳之道，犹"若春无秋，若冬无夏，因而合之，是谓圣度，圣人不绝和合之道"。《玉房秘诀》中亦谓："男女相成，犹天地相生，天地得交令之道，故无终竟之限。人失交接之道，故有夭折之渐；能避渐伤之事，而得阴阳之道也。"由此可见，房室生活本乎自然之道，这是养生延寿的重要内容之一，是健康长寿的基础。

二、古人很重视性保健

最早的性医学书籍当首推马王堆医书，其《养生方》《合阴阳》《十问》《天下至道谈》等，都涉及许多有关性保健和相应的优生学、养生学内容，为我们提供了十分珍贵的第一手医学资料，从中可以窥见古代房中术的一斑。如《十问》第八问，禹问师葵治神气之道。因禹治天下操劳伤神，失去性功能，因而"家大乱"。得师葵治神气之道后，性功能恢复，从而"安后姚，家乃复宁"。说明研求房中之道，可以和睦夫妇，增进健康。尤其是《天下至道谈》中"七损""八益"之说，是对我国房室养生学理论的重大贡献，后面有专门论述。

从现存的文献资料看，最早提出房室养生学理论的人，当推春秋时期的老子。《老子》五十五章写道："含德之厚，比于赤子，毒虫不螫，猛兽不据，攫鸟不搏，骨弱筋柔而握固，未知牝牡之合而峻作，精之至也；终日号而不嗄，和之至也。知和曰常，知常曰明，益生曰祥，心使气曰强，物壮则老，谓之不道，不道早已。"意思是：婴儿无知无欲，无畏无惧，他所含元精最充足，所以生命力极强，不知道毒虫会咬他，猛兽会抓他，鸷鸟会搏他。婴儿虽然骨骼脆弱，筋肉柔嫩，可小拳头却握得很紧；他不知道性交的事情，而小生殖器却常常勃起，这是由于他精气充足的缘故。婴儿终日号哭而音不嘶哑，此因他极度地平和无欲，从而精气不耗。能做到平和无欲，就是懂得了生命常存的法则；懂得了生命常存的法则，就叫作智慧精明。贪图性欲就叫作自招灾殃，性欲耗费精气就叫作硬性消精亡阳。人成长到壮大，就会因耗精而衰老，这就叫作不符合平和无欲、保持柔弱的养生之道。

老子在这里精辟地提出了"节欲保精"的房室养生的根本观点，这一观点揭示了人体生命的实质，遂成为几千年来中国房室养生学的理论源泉。后世养生学虽有种种理论、观点和方法，但在惜精受气这一点上，都以其为宗旨，不管是医家、道家还是儒家都不敢违背。

《吕氏春秋》中有"情欲"专论，阐述了情欲当节制，过之伤人的道理，主张对精要"知早涩"，认为"知早涩"则"精不竭"而精可固。在医学经典著作《黄帝内经》中论述了许多有关房室养生的问题，指出"若入房过度则伤肾"，若性欲不加节制则会伤精折寿。故《素问·上古天真论》说："以欲竭其精，以耗散其真……故半百而衰也。"此外，还精辟地阐述了一些有关性生理学的知识。如指出女子二七即14岁时"天癸至"，也就是月经来潮；三七即21岁时发育成熟；七七即49岁时月经断绝。男子二八即16岁时"天癸至"，也就是开始泄精；三八即24岁时发育成熟；八八即64岁时性功能衰萎。但对于体质条件较好，即"肾气有余"之人，尽管年已"百数"，而"身年虽寿，能生子也。"

古代对于性保健的研究，自汉末至元朝及隋唐可谓发展繁荣。东汉的三纲五常至东晋时已不起什么作用。北方各民族的融入、佛教的传入、道教的勃兴，使养生之学空前发展，研究房室保健学者亦大有人在。早在三国魏时，就有甘始、左慈、皇甫谧等道士研究房中养生学，他们都有妻室，寿都在百岁乃至两百岁以上。曹操把他们集中起来，跟他们学习过房中养生术。汉代张仲景在《金匮要略》中指出"房室勿令竭乏"，也体现了古代性保健的学术思想。其后葛洪还提出了房室"唯有得其节室之和，可以不损"的论点。唐代孙思邈《千金要方·养性序》中总结了"五侯之官，美女兼千；卿士之家，侍妾数百，昼则以醇酒淋其骨髓，夜则房室输其血气，耳听淫声，目乐邪色"，当是少百岁之人的原因。并说"苟能节室其宜适，抑扬其通塞者，可以增寿。"孙思邈对性医学研究的成就，可以说能代表唐代的最高水平，其内容之丰富、论述之科学和精辟均是空前的，为我国性医学著作中极其宝贵的重要文献。

自此以后，由于受程朱理学宣传封建道德观的影响，我国对性医学的研究直趋衰落，只是在宫廷帝王、贵族大臣中有所秘传。这一时期的主要特点是子嗣优生的研究，诸如"转女为男"，以及如何生男、如何生女等问题，见于陈自明、万全、岳甫嘉等人的著作。

一个较长的历史时期以来，由于种种原因，对中医性保健的研究者寥落无几。近年随着中医学术振兴，中医养生学和性医学也日益受到重视，深信中医性医学必定能以自身的特色和理论为人类的养性、优生等做出贡献。

三、夫妻性福和谐有指征

在马王堆出土的医书中对女性之性兴奋和性高潮做了深入细致的观察研究，认为女方性兴奋和性高潮主要表现为"五声""十征""十势""八动"等。因此，丈夫根据这些不同的表现来适应配偶所处的兴奋阶段，满足妻子的性心理渴求，是达到性生活和谐幸福的关键所在。

五声

《天下至道谈》载："五言（音），一曰候（喉）息，二曰揣（喘），三曰累哀，四曰疚，五曰疥（啮）。审蔡（察）五言（音），以智（知）其心；审蔡（察）入山童（动），以智（知）其所乐所通……候（喉）

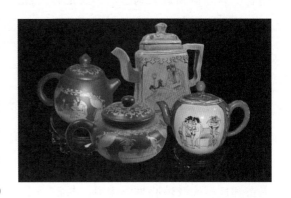

息，下咸土阴光阳；揣（喘）息，气上相薄，自窝张，紊哀者，尻彼疾而山童（动）封纪；疚（啮）者，盐甘甚而养（痒）乃始；齿介者，身振寒；置已而久。"《合阴阳》载："縻息者，内急也；揣（喘）息者，至美也；紊灢者，玉荚（策）入而养（痒）乃始也；疚（啮）者，盐甘甚也；恝者，身振动，欲人揣（入）之久也。"也就是说，性交合过程中女子性兴奋时不由自主发出的五种呼吸及娇嗔感叹声为：平静缓慢舒适的张口呼吸声音，喘急气粗的呼吸声，性快感期的婉转委顺之声，性高潮时火热情爱之欲所激发的妩媚叫唤声，由于性快感的满足而伴随全身摇动、绵绵情语及主动亲吻男子的声音。因"言为心声"，丈夫通过仔细观察这五种下意识自发的呼吸娇嗔感叹言语之声，可了解妻子的性兴奋及性高潮程度，并知道妻子对性交合的心理反应和需求。若妻子呼吸急促时有停顿，是性欲始被唤起，性兴奋程度不断高涨，迫切渴望能进行性交合活动。若妻子呼吸气粗如喘，说明正处在体验高度性兴奋快感的状态。若妻子发出婉转委顺声，由于妻子高度性兴奋而阴道溢出大量津液，说明妻子正处在性快感心理生理反应阶段。若妻子发出激越的妩媚叫唤声，是表示正处于性快感高潮的亢奋状态之中。若妻子全身激烈颤抖和伴随频频情语，是渴望丈夫不要过早结束性交合活动。此外，如果妻子张口呼吸，娇嗔之声发自咽喉部，则表明其心理上和生理上的性欲已被男子逗引激发。如果妻子阴道渗出大量液体，并主动地迎合丈夫的性交合动作，则表明其想得到最大刺激量，满足高度性兴奋的心理需求。如果妻子主动不断地亲吻丈夫，表明她对性交合高潮的快感恋恋不舍。

十征

夫妻双方在性交合过程中，丈夫不仅可通过听觉来感知和分析妻子的呼吸和不自主发出的感叹、言语，并可通过视觉和嗅觉来感知和妻子在性交合过程中不由自主产生的气味和各种相应的动作，从而了解妻子的性欲望、性兴奋和性高潮及性心理渴求等。长沙马王堆汉墓竹简《合阴阳》及《天下至道谈》中，对性交合时从性兴奋逐渐达到性快感高潮的十种不同的性心理生理反应过程进行了仔细观察研究和精辟论述。指出："十巳之征：一巳而清凉出，再巳而臭如燔骨，三巳而澡（燥），四巳而膏，五巳而芗，六巳而滑，七巳而迟，八巳而脂，九巳而胶，十巳而莄，莄而复滑，清凉复出，是谓大卒。大卒之征，鼻汗唇白，手足皆作，尻不傅席，起而去，成死为薄。当此之时，中极气胀，精神入藏，乃生神明。""壹巳清灏（凉），再巳而糪（臭）如麛骨，三巳而躁（燥），四巳而膏，五巳而乡（芗），六巳而精如黍粱，七巳而滞，八巳而肌（脂），九巳而黎（腻），十巳而汔（迄），汔而复滑，朝气乃出。"特别强调了嗅觉在男女两性交合过程中的重要性。如在性交合之初，性生殖器官可有清新爽凉的欣快感；进行第二回合的性交时可闻到性器官接触处女阴散发出有如煎熬骨头时的酥香味；第三回合则女阴进一步渗出大量津液，此时可闻到有如糊焦香味或臊酥味；第四回合时女方阴道渗出液体变得黏稠如润膏；第五回合时伴有稻米谷子的清香气味。这些论述表明古人已经注意到女性性器官气味的不同变化可以反映女性性兴奋及性高潮不同阶段的心理生理反应。现代医学研究发现，阴道分泌物中有类似异性相互吸引的化学物质。因此，阴道分泌物的气味与性刺激有一定联系，这与古人论述有吻合之处。此外，古人不仅认为阴道渗液的气味与女性性心理生理反应有关，而且阴道渗液的质地也和女性性兴奋性高潮的心理生理反应有关。由于女性阴道渗出液是女性性兴奋的标志之一，因此伴随着性交活动的一步步深入持续，女性性兴奋的快感体验也不断积累，进而使阴道渗液也从开始的清新凉爽的稀薄状逐渐变成油膏状的润滑，或如黄米粥之黏稠，或比膏更为浓稠的膏脂，最后则变成腻厚黏着，随即性快感高潮来到。同时伴随着男方达到性快感高潮的射精动作，使阴道也变得润滑和清爽凉快的感觉。女方此时也处于性快感高潮的心理体验之中，并有一些外在的特殊表现，如：鼻尖渗出一些细汗，嘴唇因激动而变白，躯体四肢抖动不已，臀部高抬离开垫席，去迎合男方阴茎的冲刺抽送。此时男方也已达到性交合快感高潮并伴随射精后进入性不应期，如果此时不知及时地结束性交合活动，就会对人的心身健康造成严重损害。因为此时此刻，夫妻双方气血精气汇集于经脉中极穴上，如果恰到好处地结束性交合活动，则阴阳气血精气能输入内脏，加上和谐的性生活给人带来心理上的满足，就会有益于男女心身健康，保持旺盛的精神和敏锐的言行。

十势

为了促使妻子性快感高潮的到来，满足其性情理要求，强调男子要了解各种各样的性交合方式及其技术，才能使夫妻身心健康和家庭和睦、幸福美满。长沙马王堆汉墓医书《合阴阳》写道："一曰虎游，二曰蝉付（附），三曰斥（尺）蠖，四曰麋桷，五曰蝗磔，六曰援（猨）据，七曰瞻（詹）诸，八曰兔鹜，九曰青（蜻）令（蛉），十曰鱼嘬。"（《天下至道谈》名此曰十势）这里仿照了很多动物活动特色来描述夫妇双方性交合的各种动作姿势体位：一是像老虎步行腾跃或游泳；二是像蝉附于树上；三是像树上的尺蠖一屈一伸地向前运动；四是像獐鹿角触上举；五是像蝗虫或凤凰展开翅膀一样；六是像猿猴攀树踞坐或援引果物；七是像蟾蜍俯伏吸气或跳跃；八是像兔子奔跑；九是像蜻蛉飞翔；十是像鱼啄吞食饵。在实际生活中，夫妻各自的性心理需求和性生理反应特点差异很大，因此性交合动作、姿势等也不可能强求一律，各人应根据自己性伴侣的特点而灵活运用，忌生搬硬套，否则适得其反。

八动

"八动"是指女性在性交合过程中一定的性心理渴求的八种特征。长沙马王堆汉墓竹简医书《合阴阳》写道："八动：一曰接手，二曰信（伸）肘（肘），三曰直踵，四曰侧句（钩），五曰上句（钩），六曰交股，七曰平甬（踊），八曰振动。夫接手者，欲腹之傅之，信（伸）肘（肘）者，欲上之撑（摩）且距也；直踵者，深不及也；侧句（钩）者，旁欲撑（摩）也；上句（钩）者，欲下撑（摩）也；交股者，夹（刺）大（太）过也；平甬（蛹）者，欲浅也；振动者，欲人久持之也。"大意是说，若女方伸出双手抱男方身躯时，表示心理上希望与男子的腹部相互紧贴依附，暗示想要男方阴茎插入阴道以开始进行性交合；若女方舒展伸直肘臂和双足跗，是想要男方阴茎持久摩刺其阴道上方及阴蒂等部位；若女方伸直脚跟，甚至上举阴户迎合男方性交合动作时，是暗示男方阴茎插入阴道的深度不够，渴求男方阴茎能更深入地插入阴道中；若女方侧转身子以脚钩住男方身体，是想要男方阴茎摩刺其阴道下方；若女方两大腿相互交叉或并拢，身体舒展平卧时时跃动，是暗示男方阴茎插入太深，而女方却想通过浅刺达到性快感高潮；若女方腰身及臀部会阴及大腿，甚则全身四肢抖动不已，表示女方已达到性心理生理的快感高潮，渴望男方的性交合能继续延续下去。

四、性福不能忘原则

夫妻之间性交合活动，古人称为"接阴之道""房中之术"，若掌握得法，夫妻双方正常性欲能得到合理宣泄，从而带给双方性心理生理上的满足，促进夫妻愉情悦性、心情舒畅而精神焕发，心身健康。反之，不和谐的性生活却会给人带来心灵的空虚或精神的抑郁懈怠，或情绪过激和滋生各种莫名的忧愁烦恼，进而影响体内的正常生理功能，并由此而危害夫妻的身心健康，严重时可由此而变生各种疾病，甚则导致美满家庭的破裂。马王堆汉墓医书记载的房中术原则至今仍值得今人借鉴。

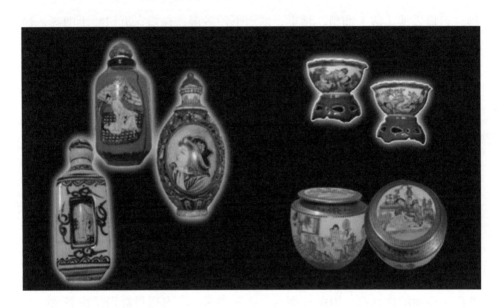

交合有则

《天下至道谈》说："贰生者食也，孙（损）生者色也，是以圣人合男女必有则也。"男女性交合必须遵循什么原则呢？《天下至道谈》就认识到：要使夫妻双方在性交合中保持身心健康，就必须在夫妻双方情意缠绵、难舍难分的两情交融轻松愉快的气氛中进行性交合活动。因此，提出"先戏两乐，交欲为之，曰智（知）时"强调性交合前，夫妻双方都应主动地与对方进行拥抱亲吻、抚爱嬉戏和调情娱乐使情志舒畅，激起双方的强烈性交欲望和性兴奋的最适宜时机"智（知）时"进行交合。怎样才能激起男女双方性欲和性兴奋的先戏而达"智（知）时"呢？长沙马王堆汉墓竹简医书《合阴阳》

中就生动描述了有关内容："凡将合阴阳之方，土捾阳，楯村（肘）房，抵夜（腋）旁，上灶纲，抵领乡，楯拯匡，覆周环，下缺盆，过醴津，陵勃海，上常山，入玄门，御交筋，上欲精神，乃能久视而与无地牟（侔）存……为得操捪之，使体皆乐养（痒），说（悦）泽（怿）以好。虽欲勿为，作相响相抱。以次（恣）戏道。戏道：一曰气上面热，徐响；二曰乳坚鼻汗，徐抱；三曰舌溥（薄）而滑，徐屯；四曰下汐股湿，徐操；五曰嗌干咽唾，徐搣（撼）；此胃（谓）五欲之征。征备乃上，上揕而勿内，以致其气。气至，深内而上撅之。"该段文字具体描述了男女性交合前应做的准备工作。男性抚爱按摩应从女性的手腕部开始，并逐渐循着肘部至腋肩部位，再向前向上按摩抚揉颈脖和环绕颈项及面部颊唇头顶等处穴位，然后往下经过锁骨缺盆处抚摩前胸及乳房、乳晕、乳头等性敏感区域。通过上述抚摩过程，可使女性逐渐唤起潜在的性欲，此时可继续进行抚爱按摩，经过下腹部腹股沟之中间耻骨部位往下轻揉舒展地抚弄女子的外阴部，并进入阴唇之间触摩其十分敏感的阴蒂部位。此时，男女双方通过这段爱抚后，情欲相互感应犹如天地阴阳共同相互依存一样，男方再以手从上而下地对女方进行抚爱揉摩，使得女方产生强烈的性兴奋，因激动而全身血液沸腾，出现周身舒坦畅快感觉，心情愉悦，情绪激昂高涨。虽然此时女方已达性兴奋而产生性交欲望，但男方仍不宜急着性交合，而应继续与女方相互拥抱亲吻，以尽情舒绸缪缱绻之情。如果达到两情缠绵不休，难分难舍而欲罢不能的时候，女方可有下列表现：一为性兴奋后气血向上奔涌则面红耳赤，此时男方应轻轻地亲吻女方；二为出现女性性兴奋的特征——乳头坚硬勃起并微有鼻汗，此时，男方应舒缓地搂抱抚摩女方；三是女方舌面出现薄而滑利的淡淡津液，男方应与女方通过亲吻使口中津液互相交融；四为女方因性兴奋的强烈冲动，使前阴流出大量液体，湿至会阴胯股等处，此时男方可用阴茎徐徐轻揉地触摩女性阴部；五为女性因男性不断刺激致兴奋达到最高程度而出现咽喉干燥频频吞服口中津液，此时男方应以阴茎徐徐摇撼女性阴户。只有当女子性兴奋的五种特征全现时，男子才能开始进行性交合活动；性交合之初以阴茎刺女方阴道而不进入太深，等到男方体内筋肌气均至，阴茎勃起怒大坚热之时，才将阴茎深深地插入阴道内反复抽送和上下撬拨。

以静为强

在夫妻性生活时，心境安静是最重要的，心情坦荡如水，则阴精内藏而不外溢。长沙马王堆汉墓竹简医书《十问》很早就提醒人们："楼（接）阴之道，以静为强，平心如水，灵路（露）内藏，款以玉爽（策），心毋秫（怵）荡，五音进合（答），孰短孰长。"着重强调男女之间的性交合活动时的一般法则，以平心静气、神志安定为宜，使心境情绪平静如水，则脏腑精气津液内藏而不轻易外泄。保持内心坦荡，不被担惊受怕或恐惧的情绪所干扰，但也不能恣意放纵自己的性欲，并根据女方性兴奋程度不同而发出的五种哆叫感叹和呼吸气息的声音而调整性交合动作，使女方达到最大快美感和双方性交合达到最佳和谐程度。

切不可"房劳"

"房劳"，就是房室过度，通俗地讲就是纵欲。常言道"纵欲催人老""房劳促短命"，这些话并非危言耸听，而是寓有科学道理。孙思邈曾说："恣意情欲，则命同朝霞也。"据现代研究认为，性生活过度会导致内分泌失调，免疫防御功能减退，对各种疾病抵抗力减弱，致使代谢功能反常，易引起各种疾病，肿瘤发病率增高。所以，古人说："淫声美色，破骨之斧锯也。"在封建社会里，皇帝设有三宫六院七十二妃，或贵族大臣，妻妾成群，生活放荡糜烂。虽然他们每天山珍海味，美酒佳肴，但到头来多是恶病缠身，过早夭折。目前，一些青年人盲目追求所谓"性的解放"，放纵性生活，甚至性生活紊乱，这都是极为有害的。尤其是中老年人更应节制房劳，这是由于他们的肾精已经亏少，再"纵欲贪欢"，肾精耗竭，则促其衰亡。因此，中医养生学主张节欲保精，保得一分精液，多延一分寿命。

避免房劳，不是一朝一夕之事，应当从青年时就开始做起，直至老年，始终如一。

首先，要行房有度。度，就是适度，即不能恣其情欲，漫无节制。不少养生家都主张成年之后当随着年龄的增长而逐渐减少性生活，至老年宜断欲。如《千金要方》中指出："人年二十者，四日一泄；三十者，八日一泄；四十者，十六日一泄；五十者，二十日一泄；六十者，闭精不泄，若体力犹壮者，一月一泄。"对书中所述的入房次数，历代养生家多持赞同态度，不过有人主张"其人弱者，更宜慎之"。由于年龄不同，精力和性的要求有差异，因此不能超脱年龄和实际精力而恣意行事，否则就易戕伐身体、折人寿命。

其次，要合房有术。从医学和养生角度来讲，夫妻合房要讲究适当的方法。在这方面，过去一直被视为禁区，搞得神秘莫测，稍作议论被视为淫乱。其实，夫妻间行房事顺应自然，合乎法规，讲究科学的方法，不仅能使双方得到性的满足，增进感情，更重要的是有助于彼此的身心健康，延年益寿。在竹简《天下至道谈》中，明确提出夫妇性生活应与气功导引结合起来，以收积气全神、延年益寿之效。

避免房劳的主要措施还有一些，如晚婚少育等，但关键是上述几条。在这里，我们再重复一句：为了您和您的后代健康，一定要避免"房劳"！

第九讲

七损八益

《素问·阴阳应象大论》说："能知七损八益，则二者可调，不知用此，则早衰之节也。"这说明掌握和理解"七损八益"对于人体健康的重要性。

马王堆医书《天下至道谈》中就比较具体地谈到"七损八益"，书中说道："气有八益，有七损。不能用八益去七损，则行年四十而有阴气自半也，五十而起居衰，六十而耳目不聪明，七十下枯上竭，阴气不用，深泣留出。今之复壮有道，去七损以抵其病，用八益以补其气，是故老者复壮，壮不衰。"

什么叫"七损"呢？

什么叫"八益"呢？

一、每个人都需要爱和被爱

弗洛伊德说："人类所可能的最强烈的快乐，乃是性交的快乐。"（《精神分析引论》）因此，满足人们的性爱的需求，过好两性生活，不仅能保证心身健康，也能实现心理卫生，满足人们对异性爱的需求。性的满足既包括生理满足，也包括心理满足，既包括生理发泄，也包括心理宣泄，这都是人

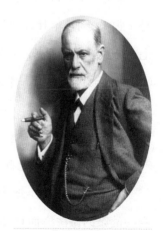

弗洛伊德

的正常新陈代谢所不可缺少的内容。

　　每个人都需要爱和被爱，"人类最高美德就是爱，包括精神、智慧及性的吸引"（柏拉图）。性与爱是分不开的，性在爱中体现，爱情往往通过两性交合得到升华。事实上，男女两性的性交合不仅存在着肉体之间的行为性爱美，即一种触觉美；更主要还应包含精神方面的内容，一种精神美。因为人的性行为不仅具有导致直接生殖的机能，而且还伴有无法形容的两性愉悦和无法替代的性快感、性满足等精神享受。由于受封建思想的影响，

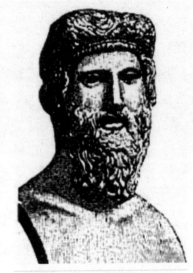

柏拉图

现今社会上有的人对生殖、繁衍子孙进行赞美和祝福，却把人的性欲、性冲动、性交视为猥琐可耻，这是不公正的，这会使家庭失去天伦之乐，甚至会因此而导致家庭破裂。也是不符合唯物主义观点的。

你知道"七损八益"吗？

　　《天下至道谈》说："气有八益，有（又）有七孙（损）。不能用八益去七孙（损），则行年廿廿而阴气自半也，五十而起居衰，六十而耳目不葱（聪），七十下枯上说（脱），阴气不用，溧泣留（流）出。今之复壮有道，去七孙（损）以振其病，用八益贰其气，是故老者复壮，壮（者）不衰……疾使内，不能道，产病出汗褍（喘）息，中烦气乱；弗能治，产内热……强用之，不能道，产痤穜（肿）囊；气血充赢，九譏（窍）不道，上下不用，产痤睢（疽），故善用八益去七孙（损），五病者不作。"

　　它指出在男女性交合活动中有 8 种对人体精气起补益作用和有利于保持身心健康的做法，而且又有 7 种做法是对人体精气和心身健康起到耗损作用的。如果在性交合过程中不善于运用对人体精气有补益作用的 8 种做法，又

不知道并避免能耗损人体精气的 7 种做法，则年龄未过 40 岁而身体各脏腑阴精严重亏损致未老先衰，才到 50 就行动不便，60 岁即出现耳聋眼花，70 岁时阳气衰竭，生殖系统萎缩干枯，头脑神明因无气血精养而虚脱于上，性心理生理活动衰退，性器官萎弱而不能再进行性交合活动。脏腑精气衰弱则眼泪鼻涕无以约束而自行流出。

要使身体精神保持和恢复年轻以防治疾患的方法，就是要在性交合过程中避免能耗损人体精气的 7 种做法，并善于运用对人体有补益作用的 8 种做法，使体内虚损的精气得以充盈，就可使已衰弱的老年人恢复健壮，使性机能处于旺盛时期的青壮年不至于过早衰老。如果性交合不能遵循从容和缓的原则法度，而是急切暴躁地进行，则脏腑之气未至，精道未通，就会使人生病，出现虚汗不止，喘息气短，心情烦躁不宁，情绪不稳定，思维紊乱；若不能及时治疗，进而产生内热等病症……如果不遵循一定法度勉强地进行性交合，就会出现痤疮及阴囊痛肿之类的病症。性兴奋未产生则脏腑之气未运九窍，窍道不通而急躁地进行性交合，又会致痤疮痛疽之症。所以在性交合过程中善于运用对人体精气起补益作用的动作，而避免对人体精气及身心健康起损害作用的性交合动作，就可防治上述病症的出现。

八益

《十问》说："八益：一曰治气，二曰致沫，三曰智（知）时，四曰畜气，五曰和沫，六曰窃（积）气，七曰寺赢，八曰定顷（倾）。"它还具体指出要想使体内精气在性交合中得到补益作用，首先就应在平时注意进行气功导引以调理精血之气，使其充盈不虚，运行流畅。其次在性交合前再行导引术，吞服舌下津液，垂直腰臀部，收敛会阴部，以通其精气，男女之间相互嬉乐，使两情其乐融融，爱意缠绵，难解难分，双方都产生强烈的性兴奋才适时地进行交合。在性交合过程中，要使腰脊部放松，避免强力动作，并收敛肛门，导气下行以蓄养精气，动作应和缓轻柔以调和阴液，不要为了贪图快乐而动作鲁莽急暴。性交合时宜夫妇睡卧，聚积精气，等到阴茎勃起怒大坚硬，选择最佳时机而进入阴道，当性快感高潮到来将要射精而结束性交合时，就进行呼吸吐纳。纳气运行于腰脊之中，保持心理平衡和身体安静，吸取对方精气并引气下行，保持精气之盈满，静待射精快感高潮的到来。最后，在射精时应在余精射完后乘阴茎未完全疲软时就抽出阴道，可防止阳痿。

七损

《十问》又说："七孙（损）：一曰闭，二曰泄，三曰渴（竭），四曰勿，五曰烦，六曰绝，七曰费。"并具体指出，在性交合过程中因动作粗鲁急躁图快使男方出现阴茎疼痛，或女方阴户疼痛，或精道闭塞不通，甚至无精可泄，可伤及脏腑血脉，所以叫内闭；若性交合时汗出不止或当汗出时交合，可致汗出伤津，精气走泄；若性交合过多，毫无节制，可致阴精亏耗、精气耗竭；若有强烈的性欲和性心理需求，阴茎却痿软不举而无法进行性交合，以及若在心烦意乱、慌乱不安、气息喘促时进行性交合，必有损身心健康；若男女中有一方无性心理需求和性交欲望而不能产生兴奋时，对方强行进行性交，则严重危害身心健康，出现阳痿、阴冷等症，则使夫妇间性交合活动陷入困境。毫无心理准备，又没有充分爱抚的急暴仓促的性交合，都可致精气耗损。

《十问》提出的"七损八益"的房中养生术对后世的性保健有着深远的影响，也得到了后世医家的不断丰富完善，其内容更加具体详细，其目的与方法更加明确。

《玉房秘诀》说："阴阳有七损八益：一益固精，令女侧卧张股，男侧卧其中，行二九数数毕止，令男固精，又治女子漏血，日再行，十五日愈。二益曰安气，令女正卧高枕，伸张两股，男跪其股间刺之，行三九数。数毕止，令人气和，又治女门寒，日三行，二十日愈。三益曰藏利，令女人侧卧屈其两股，男横卧却刺之，行四九数，数毕止，令人气和，又治女门寒，日四行，二十日愈。四益曰强骨，令女人侧卧，屈左膝，伸其右股，男伏刺之，行五九数，数毕止，令人开节调和，又治女闭血，日五行，十日愈。五益曰调脉，令女侧卧，屈其右膝，伸其左股，男据地刺之，行六九数，数毕止，令人脉通利，又治女门辟，日六行，二十日愈。六益曰畜（蓄）血，男正偃卧，令女戴尻跪其上，极内之，令女行七九数，数毕止，令人力强，又治女人月经不利，日七行，十日愈。七益曰溢液，令女人正伏举后，男上往，行八九数，数毕止，令人骨填。八益曰道体，令女正卧，屈其股，足迫尻下，男以股胁刺之，行九九数，数毕止，令人骨实，又治女阴臭，日九行，九日愈。

　　一损曰绝气，绝气者，心意不欲而强用之，则汗泄气少，令人心热目冥冥，治之法，令女正卧，男担其两股，深案之，令女自摇，女精出，止，男勿得快，日九行，十日愈。二损曰溢精，溢精者，心意贪爱，阴阳未和而用之，精中道溢，又醉饱而交接，喘息气乱则伤肺，令人咳逆上气，消渴，喜怒或悲惨惨，口干身热而难久立，治之法，令女人正卧，屈其两膝，夹男浅刺，内玉茎寸半，令女子自摇，女精出，止，男勿得快，日九行，十日愈。三损曰夺脉，夺脉者，阴不坚而强用之，中道强写（泻），精气竭，及饱食讫交接伤脾，令人食不化，阴痿无精，治之法，令女人正卧，以脚钩男子尻，男则据席内之，令女自摇，女精出止，男勿快，日九行，十日愈。四损曰气泄，气泄者，劳倦汗出未干而交接，令人腹热唇焦，治之法，令男子正卧女跨其上，向足，女据席浅内玉茎，令女自摇，精出止，男子勿快，日九行，十日愈。五损曰机关厥伤，机关厥伤者，适新大小便，身体未定而强用之则伤肝，及卒暴交会，迟疾不理，不理劳疲伤筋骨，令人目目芒目芒，痈疽并发，众脉槁绝，久生偏枯，阴痿不起，治之法，令男子正卧，女跨其股，踞前，徐徐案（按），内之，勿令女人自摇，女精出止，男勿快，日九行，十日愈。六损曰百闭，百闭者淫佚于女，自用不节，数交失度，竭其精气，用力强泻，精尽不出，百病并生，消渴，日冥冥，治之法，令男正卧，女跨其上，前伏据席，令女内玉茎自摇，精出止，男勿快，日九行，十日愈。七损曰血竭，血竭者，力作疾行，劳因汗出，因以交合，俱巳之时，偃卧推深，设本暴急剧病因发，连施不止，血枯气竭，令人皮虚肤急，茎病囊湿，精变为血，治之法，令女正卧，高枕其尻，伸张两股，男跪其间，深刺，令女自摇，精出止，男勿快，日九行，十日愈。"指出的 8 种有利心身健康的性交合方法对身体所起的补益作用及其所能治疗的疾病，同时又强调有 7 种性交合方式是有害于心身健康甚至伴发各种疾病，并提出了通过性交合心理生理上的调节而达到治病目的的方法，比《十问》更详细、更完善。

二、由"七损八益"想到的

长沙马王堆汉墓竹简医书不仅阐述了房中养生的"七损八益"方法，还提出了许多性保健的原则，至今仍有指导意义。

欲不可纵

夫妻之间的性生活常给夫妻的精神和心理带来极度的愉悦、快乐和幸福感，但纵情色欲，轻则致病，重则损寿。长沙马王堆汉墓竹简医书的《十问》《合阴阳》《天下至道谈》等都认为节制性生活就能收到"行年百岁，贤于往者"的效果。《十问》载："赤子骄悍数起，慎勿出入，以脩美浬，轴白内成，何病之有？坡（彼）生有央（殃），必其阴精扁（漏）泄。"指出男子虽处于性功能旺盛、阴茎经常勃起坚硬不倒的时期，在性交合方面更要谨慎持重，绝不可恣意进行性交合，这样才能使肌肤腠理结实，内脏功能强盛，保持身体健康。而那些体弱多病的人，大多是不会节制性交合而造成肾气不固、阴精漏泄所致。《天下至道谈》的"欲不可纵"的思想，对后世医家论述房中养生起着积极的影响。《黄帝内经》云："今时之人，不然也，以酒为浆，以妄为常，醉以入房，以欲竭其精，以耗散其真。不知持满，不时御神，务快其心，逆于生乐，起居无常，故半百而衰也。"强调纵欲的危害性。《三元延寿参赞书·欲不可纵》写道："欲多则损精，人可保命者，可惜者身，可重者精。肝精不固，目眩无光；肺精不交，肌肉消瘦；肾精不固，神气减少；脾精不坚，齿发摇落。若耗散真精不已，疾病随生，死亡随之。"因此性交合过度伤精耗液，致脏腑虚损，确是多种病症发生的原因之一，有的甚至是主要原因。只有坚强意志，节制性欲的频繁萌动，才能"爱惜节情，以得长寿"。否则，"声色动荡于中，情受牵缠，心有念，动有着，昼想夜梦，驰逐于无涯之欲，百灵疲而消散，宅舍无室而倾颓……恣意极情，不知自措，虚损生也。臂如枯朽之木遇风则折"。古代医家还告诫人们："房欲者，人身之宝，精、气、神，至人秘固……小则却病。多欲者，如飞蛾赴火，迷不自知。但能搏节，即期颐之基。"并强调"色欲耗精、神疲、气促"（《简明医彀》）。因此，有理智、明事理的聪明人，总是遵循养生的训诫，时时注意清心养神，节制性交合欲望，合理安排夫妻间的房室生活，对关系到人体内精、气、神的盈盛亏损之性交合活动是慎之又慎的，如能有节制地控制平时性冲动，则能使精神和身体保持平衡，增强抗病力。过去曾有人对中国的皇帝的平均寿命进行了统计，发现皇帝虽位于万人之上的至尊地位，但寿命比普通人短，这显然与"后宫丽人三千"，皇帝纵欲无度，对性交合的毫无节制有很大关系。

守精延寿

精气是构成人体的基本物质，也是人体生长发育、精神心理活动及各种生理活动的物质基础。固护肾精以摄生延年是长沙马王堆竹简医书推崇的房中养生思想之一。《十问》写道："玉闭坚精，必使玉泉毋顷（倾），则百疾勿婴，故能她生。棱（接）阴之道，必心塞葆，刑（形）气相葆。故曰：壹至勿星，耳目葱（聪）明；再至勿星，意气高阳（扬）；三至勿星，被（皮）革有光；四至勿星，脊肱不伤；五至勿星，尻脾（髀）能方；六至勿星，百脉通行；七至勿星，冬（终）身失（无）殃；八至勿星，可以她寿；九至勿星，通于神明。"这充分认识并肯定了节欲固精对人体的补益作用。此后《玉房秘诀》也有类似叙述："一动不泻，则气力加强；再动不泻，耳目聪明；三动不泻，众病消亡；四动不泻，五神咸安；五动不泻，血脉充长；六动不泻，腰脊坚强；七动不泻，尻股益力；八动不泻，身体生光；九动不泻，寿命禾央；十动不泻，通于神明。"强调了动而不泄有还精补脑、祛病延年的作用。"至"与"动"都是指阴茎在阴道中的抽送次数，每抽送十次为一"至"或一"动"，也可将"至"和"动"理解为男子将射精时的快感高潮。古人认为，要想固精聚藏真气，就必须注意在性交合中不妄泄精液，保持内心安静，精神内守，形体安和舒缓，才能防病延寿。并且提醒人们，十动不泻具有固藏肾精，使气血旺盛、筋骨坚强、耳目聪明、声音洪亮、肌肤致密和鲜泽光亮、精神充沛、津液通畅、体质坚实、防病抗老等作用。但古人所说的动而不泻，实际是提倡动而少泻。而且，前人总结的射精频度虽各家不一，但总的原则是：年轻体健的，泄精的间隔时日可短；年老体弱的，施泄间隔宜长；60岁后因阴阳多衰，故一般不宜再有泄精，而要求"远房闱"，以获祛病延龄的效果。

中医理论认为，"脑为髓之海"，肾藏精、精生髓，因此脑髓为肾气所化生，故肾中精气的盛衰直接影响髓海——脑的充盈和发育。正常情况下，肾中精气充盈，则脑之髓海得养，脑的各种生理功能发育健全而能充分发挥其"元神之府"的功能作用，有利于保持和促进人们的身心健康。假如恣情纵欲不知自节，就会因精不潜藏、肾中精气耗损太过，导致"水亏其源，则阴虚之病叠出，火衰其本，则阳虚之证迭生"。而且肾中所藏的生殖之精也因此而耗损，导致精少不育，或为阳痿早泄，或为女子宫虚不孕、经闭等症蜂起；或为阴虚相火亢盛、欲火内炽，导致阴不制阳，反见男子阳强不倒，女子白淫淋漓等疾患；肾主封藏失职，关门不利，则为遗精滑泄、肿满等症，关门失阖又表现为小便不禁等。更重要的是，肾精虚少不能上荣于脑之髓海，则可出现头晕耳鸣，甚则健忘迷惚、神志痴呆、反应迟钝、行为笨拙、智能低下等症。肾中精气不足，作强失职，又会造成发育迟缓、形神衰疲、肢体软弱无力等。因此，固护肾气、积精、守精、保精、养精是保持养生延年的关键所在。

气功导引

气功导引是我国古代保健防病的一种独特且有效的方法，而将气功导引运用于夫妻性交合中以达到养生延寿的目的，则是中医性保健心理学一个重要内容。早在 2200 多年前的长沙马王堆医书《十问》就写道："治之有节，一曰垂枝（肢）、直脊、桡（挠）尻；二曰疏股、动阴、缩州；三曰合疌（睫）毋听，翕气以充月留（脑）；四曰食其五味，饮夫泉英；五曰群精皆上，翕卞（其）大明，至五而止，精神日抬（怡），耆老楼（接）阴食神气之道。"《天下至道谈》也写道："治八益：且起且坐，直脊、开尻、翕州，印（抑）下之，曰治气；饮食，垂尻、直脊、翕周（州），道气焉，曰致沫……为而烫脊，食周（州），土卯（抑）下之，曰蓄气；为而物（勿）亟勿数，出入和治，曰和沫……几已、内脊、毋山童（动）、翕气，印（抑）下之，静身须之，曰侍（待）赢。"古人认为，性机能与性器官"与身俱生"，但却容易过早衰退"先老"，如果要想通过性交合活动得到补益，达到强壮健康、祛病养生的目的，除了有意识地节制性交合活动以外，还应与气功导引等相结合。古人还提出了具体的做法，在性交合过程中经常配合伸直舒展四肢和脊背，按摩臀部，放松大腿，活动并导引气运行至前阴部，紧缩肛门，闭目清心养神，不被外界杂音所干扰。导气运行精气充盈于脑部，并通过相互亲吻、口含津液，当觉口中五味俱全，然后徐徐将口中津液吞下，再将所积蓄的精气导引上行，以收敛全身阳气。古人还认为平时早晨起床宜静坐意守，伸直腰脊，放松臀部，再收敛肛门如忍便意状，以巩固精气，徐徐缓慢呼吸，导气下行。然后使臀部下垂，挺直脊柱，收敛肛门，导气运行于前阴，以通其精气。在性交合过程中放松腰椎脊柱，收敛肛门而导气下聚前阴，交合时不要粗躁急暴，草率图快，而时刻都应注意动作要轻柔。在性交合将要结束时，深呼吸纳气运行于脊背，全身不动，呼吸天之精气，并导气下行，保持心安体静，以积蓄精气，使精力旺盛；通过配合气功使人能精神焕发，心情欢悦，身体健康，这就是性交合与气功导引的相互配合的效应。马王堆气功导引的思想在古人的各种房中养生书籍中可以得到印证。如《玉房秘诀》说："若欲御女取益而精大动欲出者，疾仰头张目左右上下视，窥下部闭气精自止。能一月再施，一岁二十四施精，皆寿一二百岁有颜色，无病疾。"即认为男方性快感高潮即将射精的"精大动欲出"时，配合气功动作，如马上仰头眼看上下左右，在精神注意力分散的同时，以意志控制射精动作，达到练精化气，既能满足心理生理本能所需，而又不伤害身体延年益寿。《玉房秘诀》又说："调五脏、消食、疗百病之道，临施张腹，以意纳气，缩后，精散而还归百脉也。""令人目明之道，临动欲施时，仰头闭气大呼，瞑目左右视，缩腹还精气，令入百脉。""令耳不聋之法，临欲施写（泻），大咽气、合齿、闭气，令耳中萧萧声，复缩腹合气，流布至坚，至老不聋。"可见古人认为性交合时配合气功导引，能调和五脏精气，助消化功能，还起一定的治病作用，如在性交合快感高潮将射精时放松腹部肌肉，以意志的心理作用来控制射精，保护精气，并收缩肛门，则可使精不妄泄而还流入机体血脉之中。而且性交合射精过多则常见头晕、耳鸣等肾虚症，要想保护视力和听力不受损害，在性交合过程中就必须配合气功导引。在快感高潮到来将射精时，应抬头昂首，憋住呼吸，大口呼气，并睁眼环顾左右四周，收缩腹部，以使精气还纳于内而不妄泄，则视力能保持明亮。同时，大口吞咽空气，闭合上下牙齿，屏敛气息，使耳中如风吹鸣响之声，再收缩腹部，使精气回纳体内，流散敷布于百脉之中，则可避免因射精过多致肾虚之耳鸣目眩头晕等症状的出现。明《医方类聚》也有类似记载："夫御女神道，徐徐按之，前虚后实，用气缓急，瞑目周密，其道将毕，然后偃卧导引……观其丹田，取他口实，深按小摇，以致其气。""恒以鼻内（纳）气，微吐气，则自然益也。""临施时闭口，人张目，据两手，左右上下视，缩鼻取气，又缩下部，吸腹……使人长生。"

从现代性医学观点来分析，古代医家提出利用气功导引调节性交合过程中夫妻双方的心理生理活动，的确可以对夫妻双方的性心理生理活动起到良性调节作用，进而可促进双方身心健康，达到"调五脏"的目的。古人的这种观点和提法于今看来确有其科学价值，如现代性医学临床和咨询中，也主张用分散注意力的方法预防和治疗因精神过分紧张或激动而导致的早熟等性功能障碍疾病。

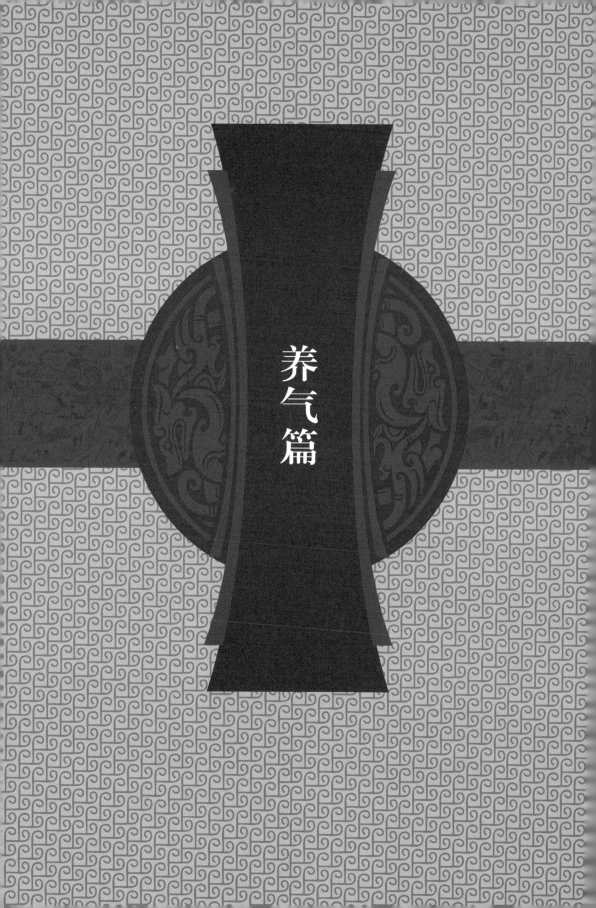

养气篇

第十讲

"寒头暖足"胜吃药

穿衣戴帽，养生为要。我们着衣不但要时尚美观，更不能忘了健康。炎炎夏日，短裤、背心、凉鞋，还要空调加冰激凌，能有多凉就多凉；天气稍转冷，很多人就又习惯地把自己全面武装一番，帽子、围巾加手套，能裹多严就裹多严。其实这都是不适宜的。那么，他们问题在哪里？如何穿戴才能少生病甚至不生病？

让我们一起在马王堆帛书《脉法》中寻找答案……

一、《脉法》首创"寒头暖足"

"圣人寒头而暖足，治病者取有余而益不足也。"

——《脉法》

按：马王堆汉墓帛书《脉法》是古人专门论述有关经脉和脉诊的书，可惜由于年代久远，文字毁损严重，现只剩有300余字。仅存的300余字，观其内容主要涉及两个方面：一是灸法，一是砭法。在灸法中指出"圣人寒头而暖足"，因而提出"治病者取有余而益不足也"。这是最早确立虚实补泻概念的古医籍之一。

"寒欲渐着，热欲渐脱。腰腹下至足胫，欲得常温。胸上至头，欲得稍凉。凉不至冻，温不至燥……夫寒热平和，形神恬静，疾疹不生，寿年自永。"

——宋·蒲处厚《保生要录·论衣服门》

按：蒲处厚在《保生要录·论衣服门》中讲"寒头暖足"则讲得更明白了，就是天气转冷时衣物要渐加，转暖渐减，转热渐脱，但必须保证肚暖、足暖，头凉、心胸凉……当然，无论凉意或暖感都得有个度，不应因过凉带来冻感，也不要太暖令身体燥热不适……唯有凉热适度，身体和精神才会畅快清静少生病，自然也就长寿了。

我们将上述的养生原则简称为"寒头暖足"。据考证，"寒头"与"暖足"虽然在许多古医书中分别有所涉及，但是真正将"寒头暖足"四个字紧密地联系在一起而立论则是帛书《脉法》的首创。此一命题的提出，无论在临床治病或养生保健方面，均具有特殊重要的意义和极高的学术价值。

● "寒头"是什么呢？

顾名思义，"寒头"就是指要保持头部寒凉，同时还应让头部尽量适应自然温度的变化，不要稍微有点降温、多点凉意就马上戴帽子、包围巾。

● "暖足"又是什么呢？

"暖足"则是要让脚经常处于温暖的状态，由夏入冬，顺应四时，逐渐弃凉鞋、拖鞋并着袜以"祛寒就温"，不要轻易让脚受冻。

二、"寒头暖足"理何在

"寒头"之理：头为诸阳之会

黄帝问于岐伯曰："首面与身形也，属骨连筋，同血合于气耳。天寒则裂地凌冰，其卒（猝）寒或手足懈惰，然而其面不衣，何也？"

岐伯答曰："十二经脉，三百六十五络，其血气皆上于面而走空（孔）窍，其精阳气上走于目而为睛，其别气走于耳而为听，其宗气上出于鼻而为臭（嗅），其浊气出于胃，走唇舌而为味。其气之津液皆上熏于面，而皮又厚，其肉坚，故天气甚寒不能胜之也。"

——《灵枢·邪气脏腑病形》

按：黄帝问岐伯说，人的头面与身体其他部分，都由筋骨构成，赖气血滋养，天寒地冻，人体突然遭受严寒则手足变得僵硬而难以活动，唯独头面裸露在外不必用衣服遮盖，这究竟是为什么？岐伯回答说，从人体十二经脉和三百六十五络脉的循行走向来看，其阴精、气血特别是阳气均上走于头面，人的五官（眼、耳、鼻、口、舌）也都集中在头面部位，故头面的阳气最充足，功能最多，也最能耐寒。

"人面独能耐寒者，何也？然，人头者，诸阳之会也。诸阴脉皆至颈、胸中而还，独诸阳脉皆上至头耳，故令面耐寒也。"

——《难经·四十七难》

按：《难经》认为，人体诸阴经均至颈部或胸部为止，唯有诸阳经全都上升至头部，故头面部位所凝聚的阳气最为充足，因而不怕寒冷。

不论《黄帝内经》或《难经》，在讨论人的头面为什么不怕寒冷时，均涉及经络问题，那就让我们先谈一谈经络吧！

● 经络是什么呢？

所谓经络，是人体内经脉和络脉的总称。凡直行干线都称为经脉，而由经脉分出来的网络身体各部分的支脉则叫络脉。经脉包括十二经脉和奇经八脉，后者姑且不论，单就十二经脉来说，可分为六条阴经和六条阳经，即手三阴经、足三阴经、手三阳经、足三阳经。手三阴经的循行方向均由胸部经过上肢屈侧抵于手部；足三阴经的循行方向均由足部经过下肢内侧、腹部抵止于胸部；手三阳经的循行方向均由手部经过上肢伸侧抵止于头部；足三阳经的循行方向均由头部经过躯干部、下肢外侧抵止于足部。

一般来说，阳主热主外，阴主寒主内。在上述的循行方向中，我们知道，六条阴经在向上运行时均至胸部为止，绝不上升至头部；而六条阳经全都向上运行至头部，故曰"头为诸阳之会"。正因为头部为全身阳气聚会之所，故头部怕热而不怕冷。

所谓络脉，是由经脉分出来的呈网状的大小分支，其中包括较大的络脉及许许多多细小的络脉（也叫孙络）。络脉亦分阴阳，凡是由手、足三阴经分出去的络脉叫作阴络，它们的循行走向与阴经一致，向上运行均至胸部为止。凡是由手、足三阳经分出去的络脉叫阳络，它们的循行走向与阳经一致，全部可以向上运行至头部。所谓"头为诸阳之会"，也就包括阳络在内。

让我们先看一看六条阳经的循环路线图吧。

从图中我们可以很清楚地看到手三阳经（手阳明大肠经、手太阳小肠经、手少阳三焦经）均从手走头，足三阳经（足阳明胃经、足太阳膀胱经、足少阳胆经）均从头走足，它们或起于头部，或终于头部，"头为诸阳之会"。临床上中医用艾灸治病都遵循头部宜寒不宜热的原则，温针、艾灸只用于肢体和关节，头面部为禁忌。在平时养生保健中更不能忘记"头为诸阳之会"这一基本原则，认识"寒头"的重要性。

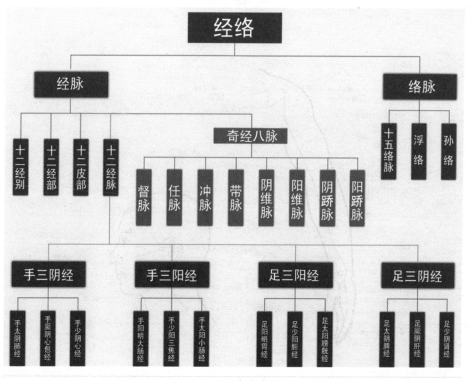

人体经络系统简图

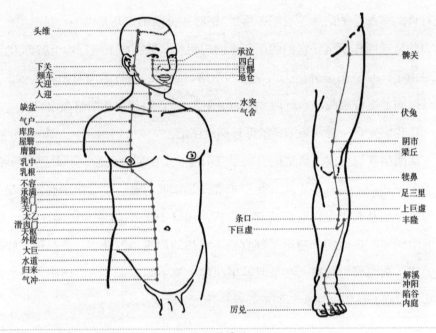

足阳明胃经

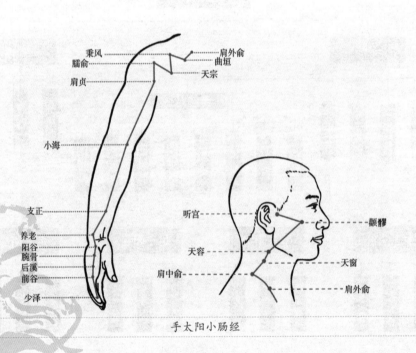

手太阳小肠经

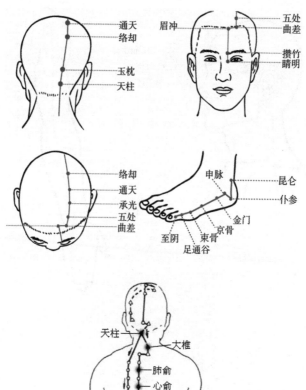

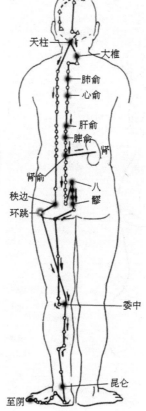

通天
络却

玉枕
天柱

眉冲

五处
曲差

攒竹
睛明

络却
通天
承光
五处
曲差

申脉

昆仑

仆参

金门
京骨
束骨
足通谷
至阴

天柱
大椎

肺俞
心俞

肝俞
脾俞
肾

肾俞

八髎

秩边

环跳

委中

昆仑

至阴

足太阳膀胱经

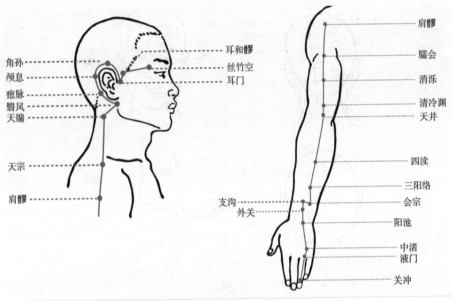

耳和髎
丝竹空
耳门

角孙
颅息
瘈脉
翳风
天牖

天宗

肩髎

肩髎
臑会
消泺
清冷渊
天井

四渎
三阳络
会宗
支沟
外关
阳池
中渚
液门
关冲

手少阳三焦经

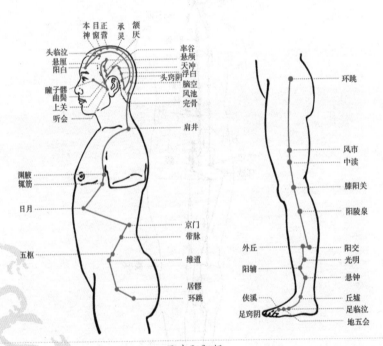

本目正承颔
神窗营灵厌

头临泣
悬厘
阳白

瞳子髎
曲鬓
上关
听会

率谷
悬颅
天冲
浮白
头窍阴
脑空
风池
完骨

肩井

环跳

渊腋
辄筋

日月

五枢

风市
中渎
膝阳关
阳陵泉

外丘
阳辅

侠溪
足窍阴

阳交
光明
悬钟
丘墟
足临泣
地五会

京门
带脉
维道
居髎
环跳

足少阳胆经

148

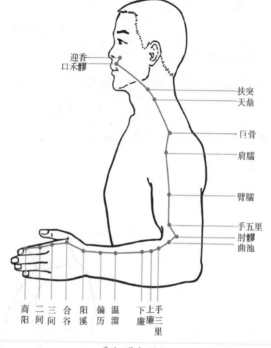

迎香
口禾髎

扶突
天鼎

巨骨

肩髃

臂臑

手五里
肘髎
曲池

商阳　二间　三间　合谷　阳溪　偏历　温溜　下廉　上廉　手三里

手阳明大肠经

"暖足"之由

"人之足犹如树之有根，树枯根先竭，人老脚先衰。"为什么双足对人体来说有这么重要呢？

1. 足为阴气重地

黄帝问曰：热厥之为热也，必起于足下者何也？

岐伯曰：阳气起于足五指之表，阴脉者集于足下，而聚于足心，故阳气盛则足下热也。

——《素问·厥论》

按：黄帝问道，热厥的发热一般从足底开始，这是为什么呢？岐伯说，阳经的经气循行于足五趾的外侧，阴经的经气集中存足底，聚会在足心，所以当阴经经气虚而阳经经气旺时，就会出现足底发热。

阴并于下，则足寒。

——《素问·解精微论》

按：阴气并走于下部则足冷。

天寒则裂地凌冰，其卒（猝）寒或手足懈惰。

——《灵枢·邪气脏腑病形》

按：隆冬寒季，手足最易被冻僵而活动不便，又易生冻疮，因而特别应注意四肢尤其是足部的保暖。

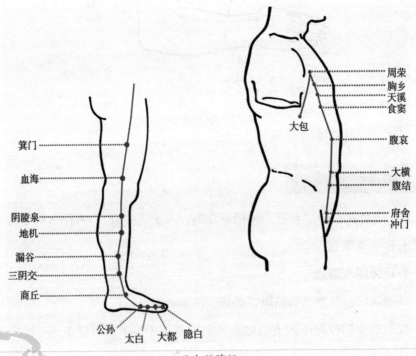

足太阴脾经

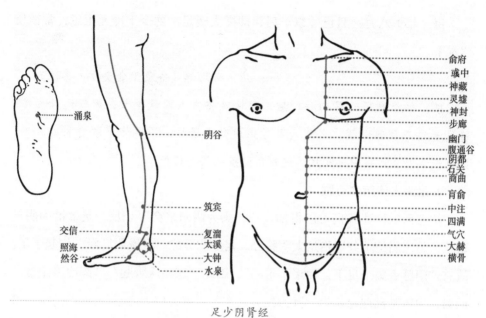

涌泉
阴谷
筑宾
交信
复溜
太溪
照海
大钟
然谷
水泉

俞府
彧中
神藏
灵墟
神封
步廊
幽门
腹通谷
阴都
石关
商曲
肓俞
中注
四满
气穴
大赫
横骨

足少阴肾经

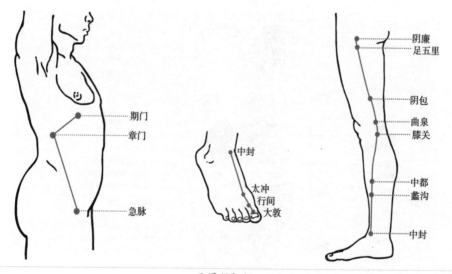

期门
章门
急脉

中封
太冲
行间
大敦

阴廉
足五里
阴包
曲泉
膝关
中都
蠡沟
中封

足厥阴肝经

每（年）八月一日已（以）后，即微火暖足，勿令下冷无生意，常欲使气在下。

——唐·孙思邈《备急千金要方·养性》

按：每年农历八月初一以后，很快就将进入深秋季节，天气逐渐变冷，特别要注意足部保暖，老年人可考虑用微火暖足，不要使下肢有寒冷之感，应当经常保证下肢阳气充足，这对预防疾病很有好处。

2. 足为人体第二心脏

从上面的论述我们可以得知，与"头为诸阳之会"相反，足部恰为阴气重地，足三阴经（分别指足太阴脾经、足少阴肾经、足厥阴肝经）均起于足。故有"阴脉者集于足下，而聚于足心"，因此"寒易从脚起"，"脚冷冷全身"。同时，中医基础理论认为"肾为先天之本"、"脾为后天之本"，所谓"本"就是生命的根本所在。这就明确指出了脾、肾在脏腑中的特别重要作用。足少阴肾经、足太阴脾经皆起始于足，可见足在生命活动中是非常重要的器官。

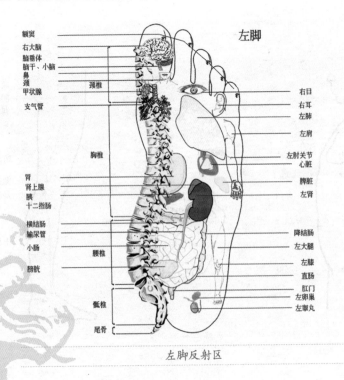

左脚反射区

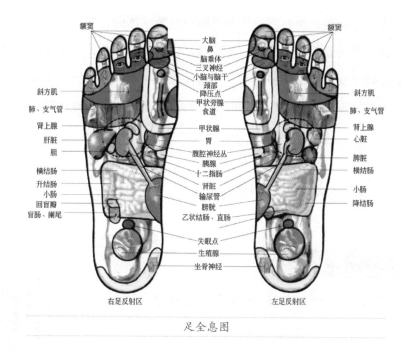

	额窦			额窦	
斜方肌		大脑 鼻 脑垂体 三叉神经 小脑与脑干 颈部 降压点 甲状旁腺 食道			斜方肌
肺、支气管					肺、支气管
肾上腺					肾上腺
肝脏		甲状腺 胃			心脏
胆		腹腔神经丛 胰腺			脾脏
横结肠		十二指肠			横结肠
升结肠		肾脏			小肠
小肠		输尿管			降结肠
回盲瓣		膀胱			
盲肠、阑尾		乙状结肠、直肠			
		失眠点 生殖腺 坐骨神经			
	右足反射区			左足反射区	

足全息图

足被誉为人体的"第二心脏"，为什么这样称呼呢?

根据生物全息理论，足穴同耳穴、第二掌骨一样，都近似人体的缩影，完整地紧系着全身脏腑器官，形成许多内脏器官的反射区。我们知道，足是离心脏最远的器官，因此从心脏送出去的动脉血把营养物质输送到足，再变成静脉血携带着废弃物流回到心脏，这个路径就较长，要花费大量的时间。而且足位于身体的最下端，所以流下去的血要是没有足够的压力就很难顺畅地流回心脏。因此，需要下肢、足部静脉周围肌肉的收缩配合，才能顺利地将携带代谢废物的静脉血从身体最末端（足尖的毛细血管），经由小静脉、静脉，最后流回到心脏。所以说，离心脏最远的足部肌肉就显得特别重要了。"第二心脏"的说法还是很有道理的。

现代研究又证明，足掌密布有丰富的血管、末梢神经。刺激足掌就可反射到大脑皮层，对大脑功能有调节的作用，并且通过中枢神经再间接调节内脏功能，对维持健康意义重大。

经常有人反映，说自己一年四季脚总是凉冰冰的，在温暖的被窝中睡了一夜，清晨脚还是没有热过来。足凉可以说不是什么病，但是凉会引起许多生理、心理的变化，这应该是我们值得注意的一个问题，所以应谨防"寒从脚下生"！我们平时一定要注意足的保暖，"暖足"对保证身体健康是十分重要的。

三、养生从"头"开始，寒头"三忠告"

常洗冷水脸

汉字中有一个结构十分巧妙的会意字，这就是"烦"字。

《说文解字》曰："烦，热头痛也，从页从火。"这就表明，"烦"字的意义是由"页"与"火"二字会意而来。

《说文解字》又曰："页，头也"。

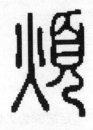

"烦"字古体

也就是说"页"字实际上是一倒写的"首"字，指的就是人的头部。故"页"与"火"在一起，表示头边有火则发热头痛而心烦。因此，倘若头部温度太高，不但对健康不利，甚至会成为致病因素。

生活经验告诉我们，在工作高度紧张忙碌之时，特别是用脑过度者，最易出现头昏脑涨，思维能力降低，此时如果稍微休息一下，用冷水洗一洗头，往往能收到清醒头脑和提高思维能力的效果。让头部相对地保持低温还有利于改善睡眠。

专家指出，长年坚持用冷水洗脸有预防感冒的作用。冬季气温低，人体最易患感冒，而坚持将脸和双手浸泡入冷水之中，则可迫使鼻、脸部位血管收缩乃至上身血管收缩，这样就可提高人体抗御风寒的能力。

具体做法是这样的：每天早晨打一大盆冷水，先吸足一口气，便将整个头面部位浸入水中，能浸多久就浸多久，可反复多次；然后将双手浸入冷水中三五分钟，使整个上身都接受寒凉刺激。此时整个头面与上肢及上身因受冷水刺激而使皮肤和血管收缩，血流加快，不久即皮肤发热，从而可以大大提高御寒与耐寒能力，这对预防伤风感冒等外感病很有帮助。当然，洗脸用的冷水温度也不能太低，以高于 10℃为宜，这样的温度在寒冷的冬季会有一种温热感。

忌蒙头睡觉

在睡眠时，尤其是在冬季睡眠时，有不少人有用被子蒙起头来的习惯，还有一些人喜欢把头靠近火炉、火墙睡觉，使头部的温度提高以御寒，这样做好吗？对健康会有什么影响呢？我们先来看一下前人的观点：

"冬日冻脑，春秋脑足俱冻，此圣人之常法也。"

"冬夜勿覆头，得长寿。"

"头边勿安火炉，日久引火气，头重目赤，睛及目干。"

——唐·孙思邈《千金要方·道林养性》

这几段话都是说，头部的温度不宜过高，尤其是在睡眠时，应当经常保持较寒凉的状态，才能长久健康长寿。

从现代科学研究来看，同样也是主张睡眠时头部的温度宜稍低一些。据《健康报》1983 年 10 月 27 日"世界医事"栏报道："科学家们发现让头部的温度低一些，可尽快地进入梦乡。"不久前某商行生产了一种别致的枕头，枕头内配置有半导体冷却设备，它由电池来提供能量。这种枕头的温度比头部大约要低 10℃，学者们称之为"催眠枕头"。

从古代医家的观点和现代研究的结果可以断言，睡眠时头部的温度稍低一点，既能够加速入睡，也有利于提高睡眠质量。

所以，我们睡觉时，哪怕在寒冬腊月，也不可用被子蒙头，一则被子里空气不流通，氧气不充足，体内各器官得不到足够的氧气供应，醒来后人会感到头晕、胸闷、乏力、精神不振，还可以诱发做梦；二则导致头部温度过高有害健康。保持头部寒凉还有助于睡眠，帮助提高睡眠质量。

戴帽要适时

现代科学研究表明，人的头部与整个身体的热平衡有密切关系。头部如同一台散热器，在环境15℃时，从头部散发的热量占人体总热量的1/3；在4℃时为1/2；在零下15℃时为3/4。因此，在寒冷的冬季戴一顶帽子，不仅起到头部的御寒作用，也可起到全身的热能储存作用，这是很必要的。

但只是稍降温，大街上戴帽子的人就越来越多，这就违反"寒头暖足"的原则了。"寒头"是指应让头部尽量适应自然温度的变化，不要稍微有点降温、多点凉意就急着戴帽子、包围巾。

对于婴幼儿来讲，他们不懂得表达过暖或过凉，不必在乍冷还热之际穿戴得像"裹蒸粽"一样，民谚谓"若要小儿安，常带三分饥和寒"的经验值得重视。

当然，"寒头"只是一般常理，如何把握"冷暖之度"？《素问·调经论》谓"阳虚则外寒，阴虚则内热"，则既要考虑气候变化，又要因人而异，或"先寒而衣"，或"先热而解"，此乃《黄帝内经》强调的因人、因时、因地制宜之要诀。

尤其是老弱病残者，可能对寒热的耐受性较差，则应小心调摄，不能以常人度之。比如，老年慢性支气管炎患者呼吸道遇冷时易受到刺激，可诱发气管、支气管或细支气管的痉挛，造成慢性支气管炎、支气管哮喘等疾病的复发或加重，因此要特别注意头颈部的保暖，必要时可系条轻便的围巾；而心脑血管疾病患者也要特别注意手脚和头部的保暖，因为这种部位的血管遇冷收缩可增加心脏的负担，不利于病情的控制和稳定。

四、健康始于"足"下，暖足"三驾马车"

暖足行动之每天泡足 20 分钟

春天洗脚，升阳回脱；夏天洗脚，暑湿可祛；秋天洗脚，肺调肠濡；冬天洗脚，丹田湿灼。

足是人之底，一夜一次洗。

——《琐碎录·杂说》

老人不复事农桑，点数鸡豚亦未忘，洗脚上床真一快，稚孙渐长解烧汤。

——宋·陆游

饭后三百步，睡前一盆汤。

——清·某巡抚养生秘诀

可见自古以来，人们就把这"睡前一盆汤"看成是养生保健的有效措施。

●认识"泡足"

中医学认为，人体是一个统一的整体，人体的脏腑、器官、四肢、百骸，相互依存、相互制约和相互关联，人体某一个组织发生病变，有可能影响到其他部位。经络学说认为，足是运行气血、联系脏腑、沟通内外、贯穿上下的人体十二经络的重要起始部位。五脏六腑在踝部一共有 60 多个穴位相通连，如膀胱经的至阴穴、胃经的内庭穴、肝经的太冲穴、肾经的涌泉穴等。人体的五脏六腑在足上都有相应的投影，各部器官都

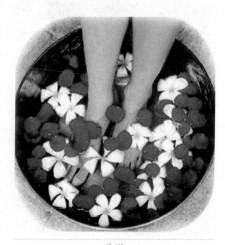

足浴

能在脚底找到一个固定的反射区，许多疾病的前兆往往最先在这些反射区出现。因此，健康应始于"足"下。生活经验也告诉我们，足暖则全身暖。研究还表明，人的双足表面温度维持在28℃～30℃时，感觉最为舒适，所以要重视泡足。

热水泡足具有促进气血运行、温煦脏腑、通经活络的作用，从而起到调节内脏器官功能，促进全身血液循环，改善毛细血管通畅，改善全身组织的营养状况，加强机体新陈代谢的作用，使人体感到轻松愉快，对身体健康带来莫大裨益。

人体全身是由经络连通，脚底是各经络的集中点，又称反射区。足底反射区关联着人体每一根神经，连通着五脏六腑。中药泡脚是利用内病外治的原理，将中草药的有效成分通过水煮使之溶入水中，再通过水和水的温度与脚接触，以及水的压力和水的溶解度，通过经络将药力传达到内脏而起到治

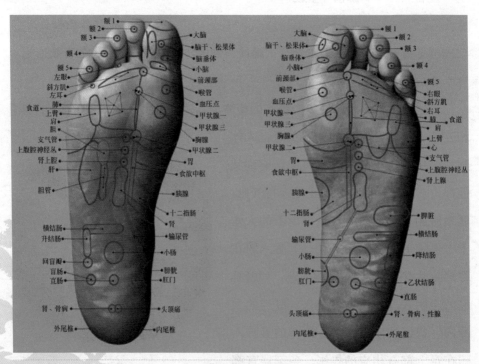

足底反射区示意图

病健身的作用。尤其是冠心病、痛经、雷诺病、动脉硬化闭塞症等气滞血瘀患者、微循环障碍患者，有明显的疗效。研究证明，泡脚治疗20分钟后再做微循环检查，大多数患者均得到改善，血流速度明显加快，血细胞聚集与淤血减轻。而健康人在泡脚20分钟后，也可见到血流速度加快、充盈度增加等微循环功能加强的表现，而微循环的改善又有利于药物的吸收。这充分证明，泡脚保健具有坚实的科学基础。

现代研究还证明，泡足可以通过下列途径调整人体的功能状态，提高免疫调节能力：

1. 能增加血管的数量，特别是侧支微血管的增加能促进血液循环。

2. 可以软化血管，增加血管的弹性，从而减少因受压力而招致破坏的危险性。

3. 可以使身体的很多肌肉，尤其是大腿肌能够做连续的收缩和放松，促使肌肉中的大量血管也跟着连续收缩和放松，继而增进肌肉与血液循环的运动效率，加强氧的吸收、运送和有效的运用。

4. 可以强化心脏的效率，使心脏跳动的频率减低而抽送更多的血液，以使能应付突发的紧急事件。

5. 可以增加体力与耐力，解除紧张和压力，使你在应付各种挑战的压力时不易感染疾病。

6. 可以减少血液凝结，保持血流顺畅，不使流入心肌的血管受到阻塞，有利于心肌梗死的预防。

7. 可以调节激素的分泌，这对循环系统是一种好现象，因为太多的肾上腺激素会引起对于动脉的诸多不利因素。

8. 可以控制体重与降低血压，因为大多数肥胖而有高血压的人易罹患心脏病和糖尿病。

9. 可以加强新陈代谢，促使全身各个系统的生理机能自然而然地强盛起来，达到身心整体性的健康。

10.可以解除紧张和忧虑。一个人如果心烦意乱或是有什么不能解决的问题，感到忧虑不安时进行泡脚，头脑就会清醒起来，情绪就能平静下来，解决的方法也就有可能想得出来。

由上可知，泡足通过对人体的良性调节，可达到治疗疾病、强身健体的作用。

● 如何"足"够健康

1. 热水泡足

最好的暖足方法是用热水泡足。每天晚上就寝之前，最好坚持用温水泡足。特别是冬季，有些中老年人两足冷似铁，更宜用温水泡足20分钟，可以驱除寒气，促进血液循环，使整个人体暖暖和和，舒舒服服。既能帮助入睡和提高睡眠质量，又有利于预防风寒感冒等外感病。

做法是先用脸盆准备半盆热水，旁边再准备一个热水瓶，然后双足入盆浸泡，水温宜高一些，但必须忍受得了，一般以42℃左右为宜，最高不要超过45℃，以防止造成烫伤。特别要提醒糖尿病患者注意，不要用热水洗脚，只能用略微高于体温的温水洗脚。这是因为糖尿病患者的神经末梢往往因受到血糖过高的损害而对水温不敏感，若用热水洗脚很容易造成烫伤。每次泡足最好在20分钟以上，水温低了就倒入一些热水，务使水温始终保持在42℃左右。

2. 中药泡足

★当归干姜浴：暖身祛寒

受到寒气影响，足凉或气血循环较差的人怕冷情况就更为严重。除了进食温热补品如羊肉、鹿茸等药膳外，不妨用一些温阳活血的中药来泡足，如干姜、附子、吴茱萸等均是温药，具有散寒止痛和温经通脉的功效，有助于疏通经脉，并帮助祛散寒气，令身体温热。若能加强活血作用，效果就相得益彰，可加入行气活

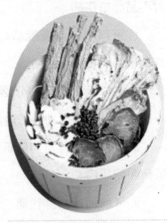

当归干姜浴

血的中药如当归、党参等，令气血畅顺运行全身。

材料：干姜 50 克，附子 50 克，党参 50 克，当归 50 克，吴茱萸 25 克。

做法：清水 8 碗加材料煲 45 分钟，并隔渣取液，待暖，泡足 20～30 分钟。

功效：行气活血，暖身祛寒。

★荆芥防风浴：预防外感

天气转冷，稍有不慎，身体便容易受病邪，特别是风寒感冒更为普遍。想预防应不时用一些祛散风寒的中药作食疗，又或制成药液泡足，有助于预防风寒感冒。如荆芥、防风、羌活和紫苏叶等均是发汗解表的中药，具有升散作用，能通过发汗而祛除表邪，治疗恶寒、发热、头痛等外感症状。

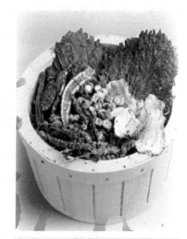

荆芥防风浴

材料：羌活 50 克，独活 50 克，防风 50 克，荆芥 50 克，紫苏叶 25 克。

做法：清水 8 碗加材料煲 45 分钟，隔渣取液，待温，泡足 20～30 分钟。

功效：辛温解表，祛风防感。

★川芎白芷浴：温肺通鼻

冬春之际，除了容易患风寒感冒外，肺气虚的人易受到秋燥和寒气的入侵，特别容易引发鼻炎，出现鼻塞、打喷嚏、流鼻涕、头晕头痛等。要缓解上述症状，在祛风散寒之余，可配合一些宣肺通鼻的中药泡足，如白芷、辛夷花、苍耳子、藁本等。白芷和藁本都能祛风散寒，而辛夷花和苍耳子则有宣通鼻窍的功效，能舒缓风寒感冒的不适，特别能针对鼻塞和头痛。

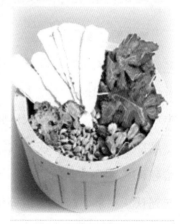

川芎白芷浴

材料：川芎 50 克，白芷 50 克，辛夷花 50 克，苍耳子 50 克，藁本 50 克。

做法：清水 8 碗加材料煲 45 分钟，隔渣取液，待暖，泡足 20～30 分钟。

功效：宣肺通鼻，止眩止晕。

★丁香胡椒浴：利水消肿

除了怕冷外，不少人都会受水肿困扰，特别是足部浮肿。其实水肿的问题与肺、脾和肾都有关系，全身的水肿多与肾功能转差有关，而脾虚与肺虚则会令水气和湿气容易积于足部。胡椒具有行气的作用，而泽兰、益母草和赤小豆均有利水消肿的功效，配合温肾助阳的丁香，用来泡足，能增强整体机能，对祛除水湿亦甚有帮助。

材料：丁香 25 克，胡椒 25 克，泽兰 50 克，益母草 50 克，赤小豆 50 克。

做法：清水 8 碗加材料煲 45 分钟，隔渣取液，待暖，泡足 20～30 分钟。

功效：温肾祛寒，利水消肿。

★其他

如祁艾乌梅浴，用祁艾 60 克、乌梅 30 克相配煎汁，再加入桃仁、红花、威灵仙等中药以通经活血。可先熏后洗，用于治疗足跟痛。

芹菜叶浴，用芹菜叶煎汤泡足，对冠心病和高血压病人很有好处。

暖足行动之每天按足 20 分钟

●了解"按足"

按足，又称足部按摩、足部推拿，是操作者运用一定的推拿按摩手法，或借助于适宜的推拿按摩工具，作用于人体膝关节以下，主要是足部的病理反射区或经穴、奇穴等部位，以增强调整阴阳、调和气血、调节脏腑的功能，起到扶正祛邪、疏通经络等作用，从而达到防病治病目的的一种治疗方法。

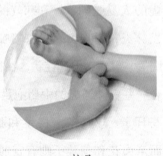

按足

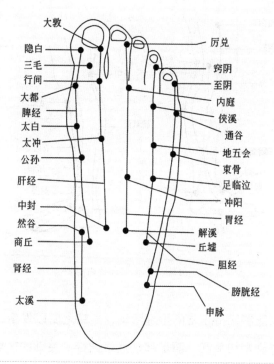

大敦
隐白
三毛
行间
大都
脾经
太白
太冲
公孙
肝经
中封
然谷
商丘
肾经
太溪

厉兑
窍阴
至阴
内庭
侠溪
通谷
地五会
束骨
足临泣
冲阳
胃经
解溪
丘墟
胆经
膀胱经
申脉

足背侧穴位图

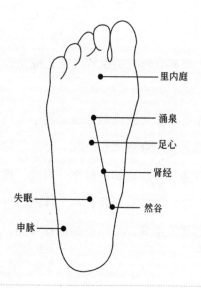

里内庭
涌泉
足心
肾经
失眠
然谷
申脉

足掌侧穴位图

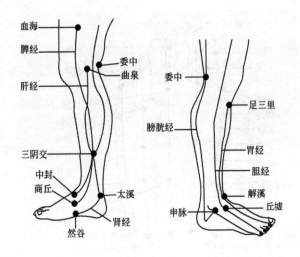

足三阴经、三阳经部位穴位图

人体之所以能够维持正常的生理活动，疾病之所以发生，无不与经络的循行、经气的盛衰密切关联，而足部是经络循行最关键的区域之一，有9条经脉由足部起始或终结，足部是9条经脉气血出入的门户，又是人体中腧穴分布最为密集的区域之一。每一只脚上分布着大约38处腧穴，其中经穴33处，奇穴5处。

足部的腧穴几乎全部具有特殊的生理功能，或是经气出入的五输穴，或是与内脏以及奇经八脉有着密切联系的原穴、郄穴。

原穴更是脏腑、经络中元气注流的部位，其中太白、太溪两穴注流着后天水谷之气与先天肾原之气。众所周知，脾、肾之气与人体正常生理功能的维系，与人的寿夭与衰老均有着密切的联系。因此，选用上述穴位与其他的腧穴相配合进行足部按摩，可以有效地提高人体的正气水平，增强整体的抗邪能力，从而对全身各系统疾病产生广泛的治疗作用，对人体起到防老抗衰的作用。

● 健康"按"出来

1. 按足三里

足三里，在犊鼻（外膝眼）下 3 寸，胫骨前嵴外开 1 横指处。取穴时，由外膝眼向下量 4 横指，在腓骨与胫骨之间，由胫骨旁开 1 横指，该处即是。为足阳明胃经所属的穴位，具有调理脾胃、扶正培元、通经活络等功效。可以治疗胃痛、呕吐、腹胀、噎膈、泄泻、疳积、便秘、下肢疼痛、虚劳羸瘦等症。经常针刺、艾灸或按摩足三里穴，不仅能治疗疾病，而且具有健身防病作用。"若要身体安，三里常不干。"此谚语表

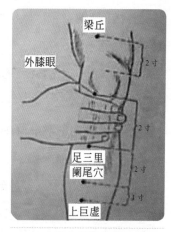
足三里穴定位

明，经常针灸或按摩足三里确有重要的保健价值。对于虚弱羸瘦、脾胃功能差或年老体衰的人来说，经常艾灸足三里，让热气温通全身是大有好处的。

如何拍或按呢？

①端坐凳上，四指并拢，按放在小腿外侧，将拇指指端按放在足三里穴处，作按掐活动，一掐一松，连做 36 次。两侧交替进行。

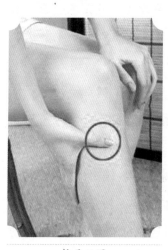
按足三里

②端坐凳上，四指屈曲，按放存小腿外侧，将拇指指端按放在足三里穴处，作点按活动，一按一松，连做 36 次。两侧交替进行。

③正身端坐，小腿略向前伸，使腿与凳保持约 120 度，食指按放在足三里穴上，移放中指在上面加压，两指一并用力，按揉足三里穴，连做 1 分钟。两侧交替进行。

④正身端坐，小腿略向前伸，使腿与凳保持约 120 度，将拇指指端按放足三里穴处，力集中于指端，尽力按压，然后推拨该处筋肉，连做 7

次。两侧交替进行。

⑤正身端坐，一腿前伸，两手张掌，搓擦腿部，自上而下，搓擦至遍，两腿各搓擦1遍。

2. 按涌泉

涌泉，是足少阴肾经的起始穴位，《黄帝内经》说："肾出于涌泉，涌泉者足心也。"即位于足板心前1/3的凹陷处。具有开窍、苏厥、泄热、降逆之功效。可以治疗昏厥、头顶痛、眩晕、喉痹、衄血、舌干、失音、小儿惊风、癫痫、足心热、五趾痛、中暑、休克、神经衰弱、高血压、精神分裂症等。经常艾灸涌泉穴，使其热气从足底上升至全身，或者反复按涌泉穴，使之发热，这对驱除寒邪，提高人体的防病抗病能力大有帮助。

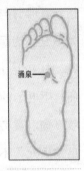

涌泉穴

多病善养者，每夜令人擦足心（涌泉），至发热，甚有益。

——《韩氏医通》

指旦夕之间擦涌泉，使"脚力强健，无痿弱酸痛之疾矣"。

——《寿亲养老新书》

扬州有武官侍真者，官于两广十余年，终不染瘴（瘴即疟疾，当地称"琵琶瘟"），面色红腻，两足轻快，从不服药。唯每天五更起坐，两足相向，热摩涌泉穴无数（次），以汗出为度。

——《苏东坡文集》

可见，按涌泉穴由来已久，主要方法有：

①擦涌泉法：我国清代第一部外治专著《急救广生集》就介绍了擦涌泉穴的方法："擦足，每晚上床时，用珠算握趾，一手擦足心，如多至千数，少

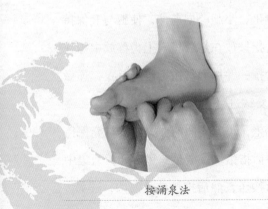

按涌泉法

至百数，觉足心热，将足趾微微转动，二足更番摩擦。盖涌泉穴在两足心内，摩热睡下，最能固精融血，康健延寿，益人之功甚多。"

②按涌泉法：用拇指的指腹垂直按压足心涌泉穴，按下片刻后再提起，一按一放，反复进行，力量以病人能耐受为度。

③揉涌泉法：用拇指或食指或中指指端放于足心涌泉穴处，来回按揉，每足心揉100次为宜。常用此法能疏通心肾，调整内脏功能；可预防感冒，降低血压，治眩晕、失眠；又可使中老年人步履轻捷、足胫强健，并可促进睡眠，使大小便通畅。

暖足行动之每天远足

远足，通俗讲就是散步、走路，是人类最基本的活动方式之一，被公认为世界上最好的运动。

常言道：烦劳是想出来的，疾病是造出来的，肥胖是吃出来的，健康是走出来的。走路可以减少糖尿病的发生，走路可以降低高血脂，走路可以使动脉硬化变软，走路可以使脑子清楚，走路不容易摔跤，走路可防止痴呆，走路使人愉快……走路的好处太多了。

首先是使全身的血液、骨骼、肌肉、韧带都活动起来；把消化系统、循环系统、内分泌系统以及神经系统都引导到十分活跃的带氧状态中；最后把身体各脏器的活动以及新陈代谢的内环境调节功能促进起来，促进人体整个的新陈代谢活动。可以说，步行一方面促进人体与外环境的物质交换，另一方面又促进了人体与内环境的净化和更新，从而使生命充满了生机。

现代研究也肯定，走路是一种最方便、最适用、最接近完美的健身运动。运动学研究表明，一个人的脚力强弱与这个人健康状态关系非常密切。美国华盛顿特区一个走路健身中心在其出版的《走路年鉴》中曾介绍，目前约有9000万美国人正在为了健康而步行。日本医学研究者认为，人体从25岁开始老化，而人体脚力的减弱也是从25岁开始的。所以，他们认为步行是训练脚力的最有效手段。实际也正是这样，世界上许多高寿的健康老人，他们最喜欢的运动就是经常走路。如我国著名数学家苏步青老人，活到了 101 岁，当有人问他为什么不喜欢打拳而喜欢散步时，他幽默地回答："我名字叫'步青'，散步可以使我永远保持青春活力。"而吴敬梓的"暖足"则更是具有戏剧性。

"（吴敬梓）书数十册，日夕自娱。穷极，则以书易米。或冬日苦寒，无酒食，邀同好友汪京门辈五六人，乘月出城南门，绕城堞（城上的矮墙），行数十里，歌吟啸呼，相与应和。逮明，入水西门，各大笑散去。夜夜如是，谓之'暖足'。"

——《中国文学家列传》

据《中同文学家列传》载，吴敬梓生活豪纵，不上十年，田园产业变卖一空，时或至于绝粮。在创作《儒林外史》期间，甚至于靠卖书或朋友接济度日。当时冬夜十分寒冷，提笔困难，加之腹内无食，实在难熬。吴敬梓相邀汪京门等几个穷朋友，乘月光，出城南门，围绕城墙走几十里路，边走边谈论诗文，一直走到天明，进入水西门以后，才各自大笑散去。夜夜如此，谓之"暖足"。回到家里，浑身暖和，神清气爽，灵感顿生，继续写作，就这样终十完成了《儒林外史》。

正因为走路是如此方便、适用的健身方法，所以人们总结了许多步行健身方法，主要有以下几种。

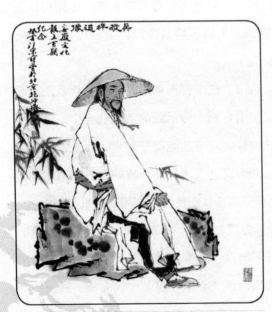

吴敬梓（1701—1754），清代著名小说家，安徽全椒人。著有《儒林外史》《文木山房诗》

1. 快速走

每分钟约走 120 ～ 140 步，心率为正常最大心率的 70%，属中小强度的运动。对心肺具有良好的刺激作用，心脏每搏量和每分量都处在最佳状态。较长时间的行走可以消耗较多的热量，降低血脂，减轻体重。是适合中老年人和减肥者的健身活动。注意选择空气清新，环境优美，道路松软而又安全的地方。鞋要舒适合脚，鞋底最好为橡胶底，柔软有弹性，以免对头部震动较大。活动时间宜 40 分钟以上。

2. 中速走

每分钟走 80 步，保持平均心率在每分钟 110 ～ 120 次，属小强度运动。有利于大脑皮质放松，通过长时间练习可以有效地降低血液的黏滞性，并能产生内腓肽，使人精神愉悦。适合中老年人和病后身体虚弱的人进行保健练习，也可作为高血压和高血脂病人的运动处方。活动时间 1 小时左右，病人最好有人陪同，以免出现意外。

3. 前脚掌走

百会上顶，两脚跟提起，用前脚掌走路。主要受力部位为踝关节和脚掌前部，可促使脚心与小腿后侧的屈肌群紧张度增强，有利于三阴经的疏通，对胃经的原穴太白，肾经的涌泉、太溪，肝经的起点大敦和足底头部反射区有较强的刺激作用。这对于滋肾补脾、调理肝气和醒脑宁神均有良好的作用。因为局部负担过重，行走时间不要过长，以免造成关节损伤。可以小量多次，并与快、慢和散步走等联合起来练习为好，另外要特别注意路面的平整松软。

4. 矮身走

是以两膝微屈的姿势走路。要求人们在走路时百会上顶，身体直立，主要受力部位为大腿和踝关节，可有效锻炼练习者的腿部和膝关节的力量，防止老年人钙的丢失和骨质疏松，防治髌骨劳损。练习者要循序渐进，量和强度都应随年龄、体质不同而异，一般不要太大。

5. 脚跟走

跷起脚尖，用脚跟走路。主要刺激生殖泌尿反射区，加强锻炼小腿前侧的伸肌群，以利丁疏通三阳经。对防治肾系疾病有一定的效果。练习时两臂有节奏地前后摆动，这样可以调节平衡。因为局部负担过重，行走时间不要过长，以免造成关节损伤。可以小量多次进行，与快、慢走组合为好，另外要特别注意路面的平整松软。

6. 向后走

方向朝后的行走，行走时膝关节不曲，两臂前后自由摆动。可以有效平衡身体的用力部位，可刺激不常活动的肌肉，使平时负担较重、较为紧张的关节部位和肌肉放松，促进血液循环，还可防治脑萎缩，对于腰腿痛有显著疗效。练习时因为完全改变行走习惯，要做到安全第一，最好有人协助。行走时间不要过长，另外要选择平整、松软、熟悉、行人车辆较少的路面行走。

7. 弧形走

行走时围绕着一个圆心走。如八卦掌中的趟泥步等。弧形走可有效地改善生命的内环境，起到强身健体的作用。

8. 太极步

这是一种重心稍低，运动绵缓，以意识引导步伐的太极基本功练习。其要求是"如履薄冰，如临深渊"。可有效地调节练习者的中枢和植物神经系统，加强其腿部力量，畅通足三阴经，从而达到增强体质、防止钙的丢失和延年益寿的作用。练习者要注意动作正确，应在有经验的教师指导下练习，以免动作不正确导致髌骨劳损。

9. 爬行走

徐徐下蹲，两手着地，背与地面略呈半行，手爬脚蹬，缓缓前进。可增加头部供血量，减轻心脏负担，对颈椎病、腰腿痛、消化系统病和下肢静脉曲张等多种疾病有疗效。又由于爬行走一改内脏对直肠和肛门的压迫，从而有利于直肠的蠕动和肛门静脉血的回流，可以起到防治痔疮的作用。练习者注意动作要缓慢，时间不宜过长。

10. 走石子

在铺有石子的路面行走。因为石子可以加大路面对练习者脚底的压强，可以刺激各足底反射区，以增进健康和防治疾病。注意应赤足或穿较薄的软底鞋练习，走路速度不可太快，石子以大小均匀和没有尖利的棱角为好。

以上方法可选一种或几种进行练习，练习时无需意念，一般不会出偏差，是值得探究、推广的运动项目。

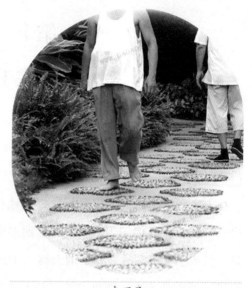

走石子

帛书《脉法》所提出的"寒头暖足"这一论断已经 2200 多年了，至今仍然富有生命力。它已经成了中医学临床治病和养生保健的一条重要原则，而且有些高寿者在总结自己的自我保健经验时，就直接表示是长期奉行"寒头暖足"原则所带来的实惠。陈立夫先生就曾谈到过此事。1999 年 9 月 6 日是陈立夫先生的百岁生日，他在总结回顾自己的摄生体会以后，撰写了《我怎么会活到 100 岁》一文，发表了不少颐养天年的真知灼见。文中在谈到一位美国老人的长寿经验时作了这样的叙述："有一位美国老年人活至 120 岁，究其长寿原因，总结为：'保持头部冷，保持足部暖'。此正与中国老年人睡眠前热水洗脚，非至极寒冷之日不戴帽子同一理由。我深信其理而保持此习惯。"由此可知，陈立夫先生之所以能获得年逾百岁的高寿，亦与长期奉行"寒头暖足"的原则是分不开的。从陈立夫先生的这段叙述中足可以看出，马王堆汉墓帛书《脉法》所提出的"寒头暖足"这一原则，其意义是何等的重大，而其价值又是何等的高了。

第十一讲
生命在于导引

上古之世，有巢氏教民构木为巢，以避野兽；燧人氏钻燧取火，以化腥臊。尽管人们生活条件千差万别，但"无不知自卫其生者"。

宋·罗泌《路史·前记》载："阴康氏之时，水渎不疏，江不行其源，阴凝而易阕；人既郁于内，腠里滞着而多重腱，得所以利其关节者，乃制为之舞，教人引舞以利导之，是谓大舞。"阴康氏时代，由于生活条件恶劣，先民得了一种筋骨萎缩、腿脚发肿活动不灵的疾病。于是有人便创造一种类似舞蹈的锻炼身体的方法，"教人引舞以利导之"，这便是后来"导引"的由来。

马王堆《导引图》开创中国导引运动养生之先河，继其后者，华佗得《导引图》之精华，创"五禽戏"，久习之，年且百岁，犹有壮容，时人以为仙。

数千年来，"导引"就一直在流传发展，成为中华民族特有的一种传统健身法。

导引，有着怎样的神奇功效？

今天，让我们再次走进《导引图》，了解先民导引养生的奥秘……

一、认识导引

导引，历史悠久，源远流长，作为传统养生、保健和疗疾的有效手段，是中华民族优秀文化遗产之一。早在先秦时期，就为"彭祖寿考者之所好"，在其后两千多年的历史上,它不仅一直为医家和养生家所广泛采用,而且在道教和佛教界也广泛地用作修炼身心的方法。特别是中国土生土长的道教,更是把导引作为长生不老的主要修炼方法。

什么是"导引"?

"导引"一词最早见于《庄子·刻意》:"吹呴呼吸,吐故纳新;熊经鸟伸,为寿而已矣。此导引之士,养形之人,彭祖寿考者之所好也。"

对导引的解释,古籍中记载不一。

有的解释为呼吸运动。如隋代巢元方《诸病源候论·白发候》引《养生方导引法》说:"……令身囊之中满其气,引之者,引此归身内恶邪伏气,随引而出,故名导引。"

有的解释为肢体运动。如唐代王冰注《黄帝内经·素问》说:"导引,谓摇筋骨,动支(肢)节。"《一切经音义》则说:"凡人自摩自捏,伸缩手足,除烦去劳,名为导引。"

有人认为导引包括呼吸运动和肢体运动。如:《庄子·刻意》李颐注:导引就是"导气令和,引体令柔。"从马王堆汉墓帛书《导引图》来看,该图中不仅有摹仿"熊经,鸟伸"等动物形象,还有其他类型的肢体运动和多种呼吸运动,而且还有些图形做瞑目存想状。

关于"瞑目存想",据《道枢·修真篇》说:"存者,存我之神;想者,瞑见其形。收心见其心,目不离身,身不离神,此存想之渐也。"《备急千金要方·调气法》解释"存想"为除了想自己身体某一个部位外,也可以想自然界某种美好的景象,使自己心情舒畅。也有运用存想的术式来治病的,如《道枢·枕中篇》引孙思邈的话说:"瞑目内视,使心生火,想其疾之所在,以火攻之,疾则愈矣。"

综合上述解释可知,"导引"就是呼吸运动、肢体运动和意念活动三者相结合的一种宣导气血、引治疾病的保健功。

导引的作用

对于导引的作用，古代的医家和养生家各有所说。《黄帝内经》曰："其病多痿厥寒热，其治宜导引、按跷。"华佗向弟子传授五禽戏时亦说："亦以除疾，并利蹄足，以当导引。体中不快，起作一禽之戏，沾濡汗出，因上着粉，身体轻便，腹中欲食。"《元鉴导引法》更概括地说："导引秘经，千有馀条。或以逆却未生之众病，或以攻治已结之笃疾。行之有效，非空言也。"故华佗谓："动摇则谷气得消，血脉流通，病不得生，犹户枢不朽是也。"

中医学认为，导引的作用是通过各种练功手段进行锻炼和活动，加强人体的气化作用实现的。由于运动加强了气化，因而对机体可以起到平衡阴阳、调和气血、疏通经络、培植真气、强筋壮骨作用。

1. 平衡阴阳

"阴平阳秘，精神乃治；阴阳离决，精气乃绝。"导引就是视人体阴阳盛衰，以其运动形式和手段，阳盛则静之，阴盛则动之。动静结合，外动内静，动中求静，达到"动静互根，阴阳平秘"的状态。

2. 调和气血

"气血冲和，万病不生；一有怫郁，诸病生焉。"人体气血和畅，生命活动就得以正常进行；气血失调，就发生疾病。导引通过运动肢体和呼吸吐纳等手段来促进体内新旧气血交换，使气血趋于调和。

3. 疏通经络

经络是气血运行和输布的通道，内联脏腑，外属四肢九窍，沟通上下内外。只有经络畅通，人体气血才得以运行。导引可激发"经络之气"，疏通或强化经脉，保持气血顺畅。

4. 培植真气

《灵枢·刺节真邪》曰："真气者，所受于天，与谷气并而充身者也。"这就是说，真气是天气与水谷之气相合而成。导引的许多功法都有调呼吸、促消化、培育真气的作用。

5. 强筋壮骨

古人认为导引为"导气令和，引体令柔"，或"内练精、气、神，外练筋、骨、皮"，因此，导引有强健筋骨的作用。

二、解剖《导引图》

《导引图》是 1973 年湖南长沙马王堆三号汉墓出土的一副彩绘帛画（图11-1）。全长约 140 厘米，高 50 厘米。上面绘有 44 个男女老少，从图像的形态和服饰来看，画像大多着褶（音它）侉（裤）式戎装（即一种无絮的短袍），有的着禅襦式衣裳（即单层的连衣连裙服装）或短侉（裤）、短裳（裙）。男女均绾发或戴巾帻（类似现存的便帽），穿尖角形鞋履，或赤足。亦有裸上身的。分 4 行排列，摆出各种姿势和动作，形象逼真，栩栩如生。

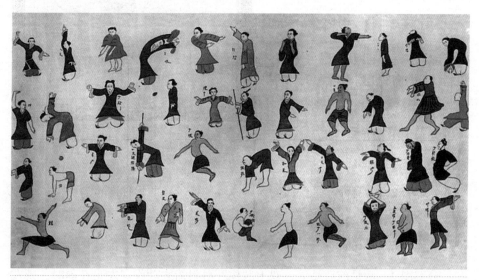

导引图

从功法的具体形式来看，这幅导引图包括4个方面的内容：

一、徒手运动，帛画大部分为徒手锻炼。

二、器械操作，如"以杖通阴阳"之类；帛画中出现过盘、棍、球、袋等四种器械，用来辅助行功；

三、行气吐纳，如"印謰（仰呼）"之类；

四、意念活动，如某些图像表现为凝神入静存想的样子。

从术式的功能来看，可分为养生功和医疗功。

养生功，主要以养生保健为目的，名为模仿动物动作的功法，如螳螂、熊经、鹞北等。

医疗功，主要以治病为目的或作为治病的辅助方法，促使机体恢复健康的功法，标明"引"治某种疾病的术式，如引聋、引肢积、引温病等。

为了便于研读，现据马王堆三号汉墓出土的帛画复原图摹绘成44幅分解图，列有题记的作一简注。

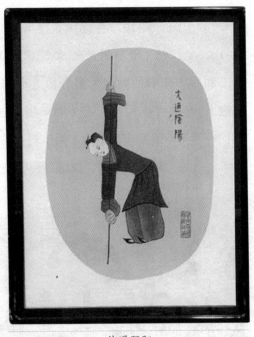

仗通阴阳

分解图1　两足并拢，弯腰，两手向下至足前地面。

分解图2　上身仰起呈颜面朝天，深吸一口气，两手伸向背后上举，并作捶背状。

分解图3　身体直立，两手自然下垂，深吐一口气。意即吐尽丹田之气。

分解图4　两足前后站立，双上肢作开弓射箭之动作。左足在前时，则左手作持弓状，右手做拉箭动作；后换手、换足做。

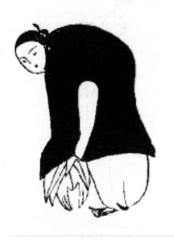

分解图 1

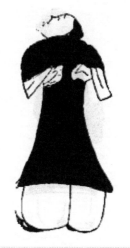

分解图 2

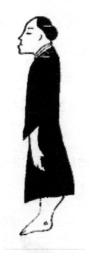

分解图 3

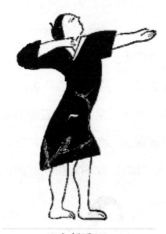

分解图 4

　　分解图 5　两足并拢，双下肢微屈，双上肢肘关节屈曲，两手上至与肩同高。

　　分解图 6　折阴。两足前后分立作步行态，右上肢举向斜上方，左上肢自然下垂。

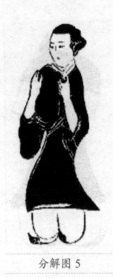

分解图 5

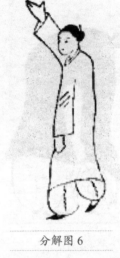

分解图 6

按：折，停止、毁弃之意，此处是直折病势的意思。阴，阴脉之病，病势险重。《阴阳脉死候》曰："三阴腐脏烂肠而主杀。"《足臂十一脉灸经》曰："三阴之病乱，不过十日死……三阴病杂以阳病，可治。"故此图是治疗阴脉病候的导引法。亦有云，背为阳、腹为阴，折阴即折叠腰腹之意。

分解图 7　两足自然并立，或微步行。两手由右向左自然飘动，再由左向右飘动，如此反复。动作轻松自如。

分解图 8　螳狼。两足并立，两手上举至极，然后转腰向左右弯屈。按："狼"通"螂"，此图为模仿螳螂回顾动作的导引术式。

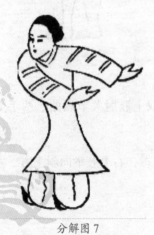

分解图 7

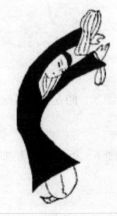

分解图 8

分解图 9　腰向前微屈，两足左右分立，与肩同宽，两手自然前伸，与腰同高。

分解图 10　两足并立，右手高举至极，左手自然下垂，如此反复。

分解图 11　两足分立而外展，腰微向左侧弯，双手作鸟翅飞翔状，如此反复。

分解图 12　右足站稳，左足向前伸出并抬高，两手自然高举向上至极，头部向前倾。左右足反复。

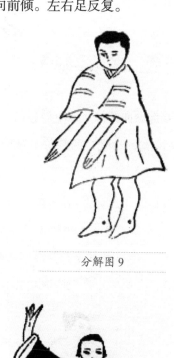

分解图 9

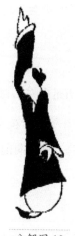

分解图 10

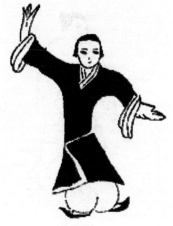

分解图 11

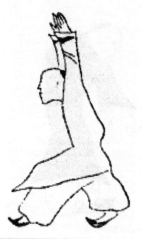

分解图 12

分解图 13　痛明。立式，左足向前迈出一步，作右弓左箭式，两手臂向胸前平举，与肩同高，口作呼气吐故式。

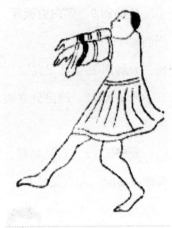

分解图 13

按：明，目精或视力，《孟子·梁惠王》曰："明足以察秋毫之末，而不见与薪。"《礼记·檀弓》曰："子夏丧子而丧其明。"痛明，即目睛疼痛的病证。但结合此图形，国内大多数学者认为"痛明"当为"痛肋"之笔误，意即胁肋部位疼痛的病证。故此为防治胸胁疼痛之导引术式。

分解图 14　两足向左右微开站立，胸腰部微向前倾，双上肢斜向下垂。

分解图 15　引颓。两足左右分开与肩同宽，站立，两膝关节微向前屈，双手微外展并下垂，头微向前俯。

按：引，导引之省称，一般用在病证名前，下同。颓，《五十二病方》有"颓"题，即颓疝之病，现代称腹股沟斜疝。《说文解字》作穨："秃貌，从秃贵声。"颓又有塌坠之意，《礼记·檀弓》曰："泰山其颓乎？"颓疝之颓，当是形容小肠从疝环坠入阴囊之秃貌。故引颓，在此即治疗颓疝的导引术式。

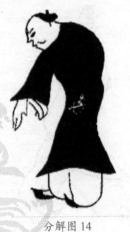

分解图 14

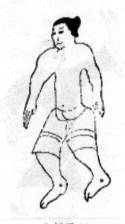

分解图 15

分解图 16　两足并立，双手向左右自然摆动，动作轻柔自如，如此反复。

分解图 17　一老年男子，两足自然并立，双上肢向前上举与肩同高，双手持一长杖，作持杖导引运动。

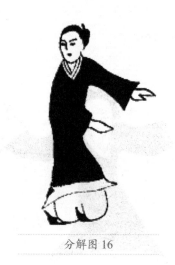

分解图 16

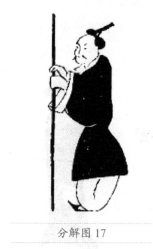

分解图 17

分解图 18　覆（腹）中。两足并立，双上肢外展平举与肩同高，有手掌心向上，左手掌心向下，左、右手掌心交替反复。是防治腹中诸疾的导引之术。

按：腹中，即引治腹中诸疾。《素问·腹中论》专论胸腹胀满之病，如鼓胀、血枯、伏梁等。《诸病源候论》"腹胀候"及"胸腹胀候"引《养生方导引法》8条，多为坐式导引。《云笈七签》

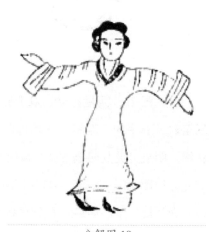

分解图 18

卷三十四有"引腹中气"一式："左手据腰，右手极上引，复以右手据腰，左手极上引；五息止。"均与本图术异而效同。

分解图 19　侧立位，两足并拢，双上肢自然下垂于躯体两侧。胸前正面有一盘状物，似为手或足舞弄之物体。

分解图20　引聋。两足外展而立，与肩同宽，双手握固外展略高于肩，颜面、手均呈用力状，两肩微举。用以防治耳聋的导引法。

按：《诸病源候论》"耳聋候"引《养生方导引法》曰："坐地交叉两脚，以两手从曲脚中入，低头叉手项上。"又云："脚着项上，不息十二。"此外，"目病诸疾"亦载有引聋之法，皆与本图术式不同。

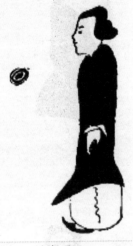

分解图19

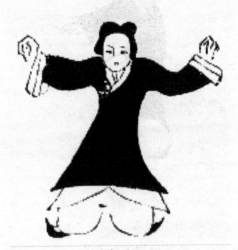

分解图20

分解图21　两足并立，双上肢外展平举，转腰弯屈至深，右手向下至极，作拾球状，两足前处有一球状物。明显可见其两上肢做交替向下之动作。

分解图22　烦。两足微外展直立，左上肢下垂至极，微外展，掌心向后；右上肢高举至极，掌心向上。左、右手交替反复。用以防治心胸烦闷之证。

按：烦，心胸中烦闷不舒之证，又称"心烦"、"烦心"，是许多疾病共有的症状。如《金匮要略·血痹虚劳病脉证并治第六》曰："虚劳虚烦，不得眠，酸枣仁汤主之。"有时心烦的感觉乃是全身不适，莫可名

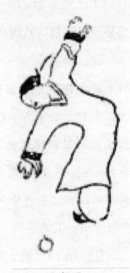

分解图21

状，所谓"皮肤烦"也。《云笈七签》卷三十四曰："两手叉胸前，左右极引，除皮肤中烦气。"类似现代扩胸运动。又卷三十六曰："治皮肤烦，以左右手上振两肩极，五息止。"为双手上举引胸廓向上。烦属自我感觉症状，与病人意念大有关系，导引时应神存意守，以一念克万念，可转移中枢兴奋点，故上述各式导引均对"心烦"有效。

分解图 23　引膝痛。两足尖着地而立，屈膝，胸腰挺向前，两手握拳搓腰眼部。

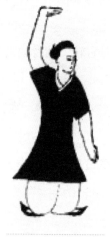
分解图 22

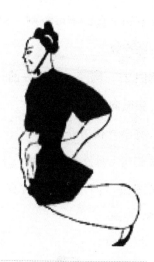
分解图 23

按：帛书原图残缺严重，后经复原而成此图。有学者认为当复原为：屈膝半蹲，两手抚膝，活动方式是以踝关节为轴，成圆圈的旋转两膝。此乃古今气功中常见的膝功，而此复原图为按摩腰功。

分解图 24　引胠责（积）。两下肢作步行状，两上肢肘部屈曲，双手合入袖，头部着冠向前低垂。

按：胠，《说文解字》："亦（腋）下也。"段注："胠谓迫于臂者。"《素问·咳论》曰："肝咳之状，咳则两

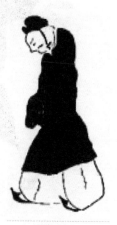
分解图 24

胁下痛，甚则不可以转，转则两胠下满。"王冰注："胠，亦胁下也。"又《素问·五脏生成》曰："腹满䐜胀，支膈胠胁。"王冰注："胠，谓胁上也。"《广雅·释亲》径称胠，"胁也"。综上所述，胠当是腋下腰上的胁肋部位，亦即上肢自然下垂时，胸廓与大臂接触处。责，通积，气、血、水、食、虫皆可成积。

胠积可能是"胠下满"的病证，属气积者多，一名息积。《素问·奇病论》曰："帝同：病胁下满，气逆，二三岁不已，足为何病？岐伯曰：病名曰息积，此不妨于食，不可灸刺，积为导引服药，药不能独治也。"说明导引对此病有特殊疗效。

分解图25　鹤□。两足一前一后站立，腰部微向右转，两臂向外平举与肩同高，头微向上抬。

按：有学者认为是"鹤听"，亦有疑为"鹤谭"（义为鹤唳）。结合图形，似义模仿鹤飞之态及鹤鸣之状为术。

分解图26　两足前后微分直立，右上肢外展高举过顶至极，左上肢外展下垂过腰。

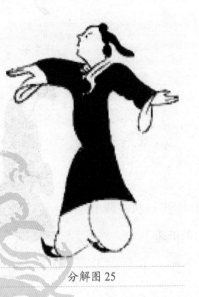

分解图25

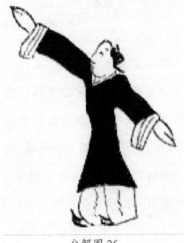

分解图26

分解图 27　龙登。两足分开直立，与肩同宽，双上肢外展上举至极，两掌心相对，若龙飞翔登天之动作。

按：登，腾也。龙登，谓模仿龙飞腾之貌。《诸病源候论·诸恶疮候》有"龙行气"术式。

分解图 28　俛厥。两足并立，腰部弯曲向下，两手下垂至地面，头部仰伸，两目平视前方。用以防治四肢逆冷。

按：厥，不仅指手足逆冷或突然昏厥之证，各种原因导致的气机逆乱亦可称厥。《素问·阴阳应象大论》曰："厥气上行，满脉去形。"俛，通满，谓腹满瞋胀。故俛厥应与后世气逆证相似，严重时可导致昏厥。

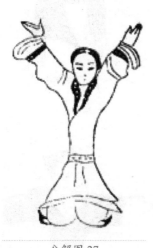

分解图 27

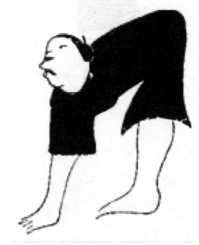

分解图 28

分解图 29　引项。两足并立，膝部向前屈曲，肩背部向后伸，双上肢随肩向外后部斜伸，闭口瞪目。

按：项，颈项。引项谓以导引治疗颈部疾患，如颈项疼痛、风邪所致颈项强直及因落枕引起的诸多不适。

分解图 30　以杖通阴阳。两足并立，腰部弯曲，两手持杖，右手在下，左手在上，以杖用力拄地之导引动作。

按：以杖通阴阳，用棍杖疏通人体内外、上下阴阳气机。然棍杖不能直接疏通人体内在之阴阳变化，只能以之协助导引动作的完成。《云笈七签》卷三十二亦有以"长柱杖"为器械的术式。此外，使用棍杖还有意念引导的作用，操练者可以想象，以刚直之棍杖完全可以疏通人体阴阳气机之阻滞，使之和调畅达。

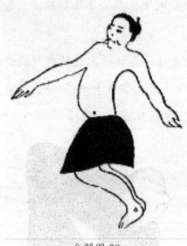

分解图 29

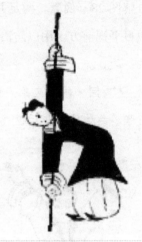

分解图 30

分解图 31　鹞北（背）。两足自然站立，双上肢外展平举，掌心向上。

按：鹞，鹰类猛禽，极善飞行。鹞背，即模仿鹞背负青天的飞行之态。有学者认为，此处"北"不必通"背"，古谚"鹞北飞，雁南来。"古无轻唇音，背或与飞音近相通，故鹞背，鹞飞也。

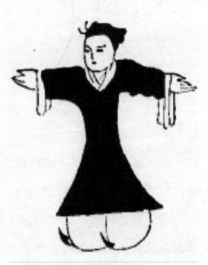

分解图 31

分解图 32　信（伸）。两足并立伸直，腰向前弯成 90 度，双上肢向下垂直与胸腹部亦成 90 度，仰头，闭口，两目平视前方，作鸟伸状。

按："信"字上当缺一"鸟"字，鸟伸是一个很古老而有代表性的导引术式。《庄子·刻意》成玄英疏曰:"类鸟飞空而伸脚。"《古本华佗五禽戏》鸟伸式与此《导引图》合。

分解图33　两足并立,身体微向前倾,双上肢向前平举与肩同宽,略低丁肩,两手心向下。

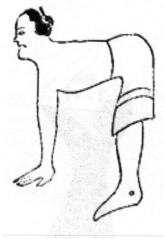

分解图32

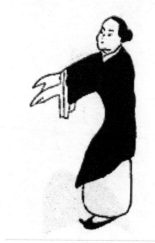

分解图33

分解图34　仰謼。两足分开站立,与肩同宽,深吸一口气后,挺胸收腹,昂头后伸,双上肢后举与头顶平至极,呼气而出。

按:謼为呼之古字。

分解图35　沐猴讙饮热。两足前后分立,胸腹前倾,两手握固,微向前举至腹,脸部作猴子喧嚣状。

按:《史记·项羽本纪》集解:"沐猴,猕猴也。"讙,喧哗呼叫的意思。此题谓模仿猕猴喧嚣之态引治内热之病。

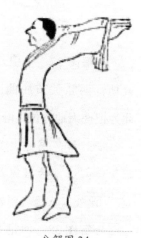

分解图34

分解图36　引温病。两足外展并立,双手交叉上举于头顶部,掌心相对。

按:温病,古今病名。《素问·阴阳应象大论》:"冬伤于寒,春必温病。"

在《黄帝内经》时代，温病包含在伤寒范畴之内，如《素问·热论》曰："今夫热病者，皆伤寒之类也。"温病多为发热性疾病。《难经》谓伤寒有五，亦包括温病在内。《伤寒论·辨太阳病脉证并治》曰："太阳病，发热而渴，不恶寒者为温病。"后世温病发展为与伤寒对称的一大类外感病，多系现代发热性传染性疾病。

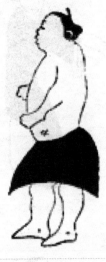

分解图 35

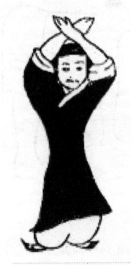

分解图 36

分解图 37　坐引八维。两足并立，足尖着地，两膝关节屈曲，双上肢向外后伸展。此为把握天地方位，吐故纳新之导引行气法。

按：维，隅也，角也。《淮南子·天文训》曰："东北为报德之维也。"注"四角为维也。"此处以八维代指四方、四角八个方位。

分解图 38　两足并立，腰微向前倾，两臂向前举约与胸腹部成45度，两掌心相对，仰头做深呼吸状。

分解图 39　引痹痛。两足并拢作下蹲样，

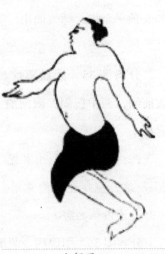

分解图 37

两臂环抱双膝至胸前，头微向后倾，张口呼气。用以防治痹痛等病证。

按：痹痛是因痹证引起的腰背及肢体关节部位疼痛，常伴有麻木不仁、屈伸不利等表现。《素问·痹论》曰："风寒湿三气杂至，合而为痹也。其风气胜者为行痹，寒气胜者为痛痹，湿气胜者为著痹也。"又云："痛者，寒气多也，有寒故痛也。"导引对痹痛有较好的疗效。

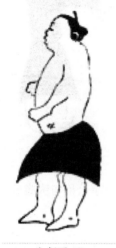

分解图 38

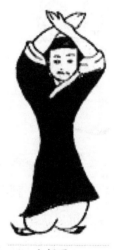

分解图 39

分解图 40　猿呼。两足并拢站立，半转体位微向右，右臂斜上举与地面成 45 度，掌心向上，左臂斜向下与躯体成 45 度，并模仿猿猴呼啸状。为后世"五禽戏"之一戏。

分解图 41　熊经。两足分立与肩同宽，双上肢向前作环抱状，其上举约与上腹部平齐，此为模仿熊之动态。后世"五禽戏"之一戏。

按：熊经最早见于《庄子·刻意》，后世亦多论及，是古今常用的术式。《庄子》司马

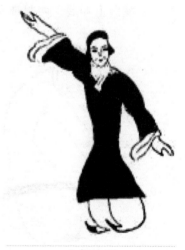

分解图 40

彪注、成玄英疏、《后汉书·华佗传》李贤注，均谓"熊经"若熊之攀悬树枝而引气。

分解图 42　□恨。两足并立，微向右转体，两臂向前平举与肩同高。

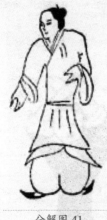

分解图 41

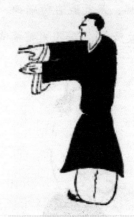

分解图 42

分解图 43　两足并立，腰微向下弯曲，两臂徐徐上抬与胸腹成45度，两掌心向下，低头作沉思状。

分解图 44　鹞。左足向前跨出一大步，两腿成前弓后箭式，即左下肢膝关节屈曲作弓状，右下肢伸直作箭状。右上肢向后向上伸展，左上肢向前平举或微向上伸展，两眼视左手所指方向。此为模仿鹞之飞翔逐雀状导引

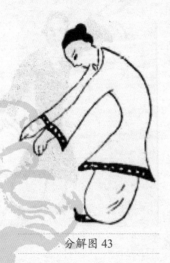

分解图 43

分解图 44

术式。

按：鹞，属鹰鹞一类的猛禽，鹞飞行矫健、迅疾，搏燕雀为食。

三、马王堆导引健身功

后人根据马王堆《导引图》功法为蓝本，整理出一套"马王堆导引健身功"。整个导引可归纳为两个意守，即意守一个良好的意念和意守周天。只要心静意定地按照要领去做，绝大多数练习者第一次就能感受到似醉非醉、身体轻盈，翩翩起舞，如入彩云间。相当一部分练功者练习数日后，即有不同程度的"八触"（热、凉、轻、重、大、小、痒、麻）之感，并对疾病产生不同程度的治疗作用。本功分为七个步骤。

第一步　凝神静立

在全身尽量地放松，意念导引一个良好景物的情况下，然后宽衣松带，舌舔上腭，双手重叠于丹出（本导引法所指的丹田系指神阙，即肚脐。此乃道家之意守丹田处）。男性左手贴于丹田，女性右手贴于丹田，双脚平行开立，外侧与肩同宽，下腭微收，全身放松，人体重心位于脚跟。如坐式导引则只坐松软方凳的1/3。

导引体式摆定，开始合眼定神，意念导引祖窍——重楼——丹田一线，如此反复由上至下导引9遍。当有一点光感时，就开始凝神远望，将眼球尽量地向远、向上、向下、向左、向右导引8遍。接着进行调身、调息，使身体进一步放松。在行导引术吸气时提肛，将气流感导引至命门穴处；呼气时放松，将气流感从丹田导引至会阴穴处，如此反复导引9次。接着进行数息导引，即从1数到9，反复导引3遍。一直数息导引至心无杂念，才开始听息导引，全神贯注听自己呼吸的声音半分钟。当导引至能听到自己呼吸的声音后，即开始进行简易导引。

第二步　周天运转

周天运转，即用意念导引气血沿经络循行的方向绕躯体 1 周。行导引时，仍舌舔上腭，意念导引自己的气血，从会阴开始沿督脉走行方向向上，同时收缩一下提肛肌。当会阴有了气流的感觉后，顺势将气流导引至尾闾→命门→夹脊→大椎→玉枕→百会，围绕着百会穴周围的四神聪穴盘旋导引一圈（男性用意念按顺时针方向导引，女性用意念按逆时针方向导引，再由百会→祖窍→鹊桥）。注意舌舔上腭，并意念导引食一个枣，即舌向上转一下，吞咽），继之从上肢外侧将气血导引至手阳明大肠经，接着沿上肢内侧经络气血运行的方向导引，经重楼、膻中、丹田至会阴（同时收缩一下提肛肌），然后分两支从大腿外侧导引至足前掌中心的涌泉穴，再从大腿内侧导引至会阴（收缩一下提肛肌）、丹田。如此反复导引 1～3 遍，最后一遍用意念守住丹田。

第三步　微摆天柱

首先舌舔上腭，用意念导引继续守住丹田，双脚不动，然后双手、下肢和躯体随天柱（即颈椎）缓慢导引。

具体导引法：先凝神定心，后双手划圆，作捧球状，右手抬起至头顶的百会穴，变为阴掌（即手背向上）；左手移至丹田处，变为阳掌（即手心向上），躯体随天柱由右至左慢慢导引，直至天柱再不能向左转动为止。接着换手，左手抬起至头顶的百会穴，变为阴掌；右手移至丹田处，变为阳掌，躯体随天柱由左至右慢慢导引，直至天柱再不能向右转动为止。如此反复左右导引 9 次。

微摆天柱是本功的一个主要导引术式，如患头痛、头晕、神经官能症、高血压、脑动脉硬化、甲状腺功能亢进、颈椎肥大、肩周炎、慢性腰腿痛以及下肢截瘫等疾病，可单独应用此导引法配合康复治疗。

第四步　意想雪泉

所谓意想雪泉，即炎热的夏天用意念导引漫天雪花，而寒冷的冬天则用意念导引一股温泉涌现，温和的春秋季节则意念导引一股清澈爽身的泉水从头顶的百会穴沿周身向下导引。导引顺序依次为：颜面→上肢→胸脯→丹田→会阴（同时收缩一下提肛肌）→下肢外侧→涌泉→脚趾尖。

如属于虚证，诸如贫血、低血压、急性病恢复期等，则沿下肢内侧向上导引→会阴（收缩一下提肛肌）→丹田。在导引过程中，同时将双手从箕门穴捧于头顶的百会穴，降至上肢时伸展双手，手心向上，十指伸展后，意念导引将浊气放出，将双手收回来，手心向下，再沿胸脯至丹田（双手作抱球状捧于丹田，继续意念向下导引）。

本导引法适用于高血压、头痛、心动过速、植物神经功能紊乱等症。

第五步　玉泉引水

先舌舐上腭，然后似鹿、鹤一样点头伸颈，似龟、鹤一样缩颈，同时叩齿，指压丹田 36 次。指压丹田时，男性用左手，女性用右手。中指压丹田，食指在丹田上，无名指在丹田下，男女皆同。此导引法不仅可以调理脾胃，平秘阴阳，疏通经络，调和气血，还可使尚未放松入静者能很好地放松入静，帮助尚未意守住丹田的练功者守住丹田。

临床观察证明，玉泉引水导引法对于高血压、眩晕、糖尿病、甲状腺功能亢进、落枕、漏肩风、颈椎骨质增生、妇女痛经、月经不调、植物神经功能紊乱以及消化不良等病症，疗效尤为满意。此外，本导引法具有祛病延寿、防止早衰、益智之功，故也适用于老年人。

第六步　口诀导引

本导引法为上述五步导引法的一个综合，如能同时播放催人入梦、幽静悦耳的音乐，则可使身体似微风吹拂杨柳一般，具有轻盈飘缈、直上重霄的意境。从而使练功者大脑皮层处于一种高度抑制状态，让下丘脑充分调动潜能，产生一种返本还原的功效。同时，不断地意想口诀，口诀的内容是：夜闲人静万虑消，全身松软随风摇；意守丹田封七窍，愤然自得飞九霄。

只要反复意想静如星辰月亮，动如行云流水的意境，久而久之，便可导引至一个万籁俱寂，心旷神怡，忘我忘形，腾云驾雾，松静自如，如梦似醉的高级意境。此时要动就让它动，不动也不必去追求它，听其自然，随波荡漾，就能由一个良好意境引导至另一个良好意境。此法可使大脑相对地得到一个良好的保护性抑制期，延缓脑细胞的衰变。只要坚持 3 个月以上，部分腧穴或全部腧穴便会产生一种气功呔（常称外气），对防治疾病可产生一种意想不到的效果。

当导引至半小时左右，以不感到过分疲乏为度，使可开始收功。

第七步　还原导引

还原即收功，这步还原导引功十分重要，在某种意义上讲比练功还显得重要一些。所以有"三分练功，七分收功"之说。但收功的方法不能千篇一律，应根据自身病症、体质、性别等不同情况进行辨证收功。

收功方法可分为 6 步。

1. 意念收功

此时不意守丹田，而是意守百会、涌泉（男左女右），必要时可睁开双眼看一下，反复意念导引自己要收功了。

2. 按压脑穴

指压肩井、无名指的四缝穴（均为男左女右）。

3. 开合升降

双手自箕门抬起，尽量外展，再收回至丹田处合拢，经前胸至下颌处分开，在双耳后环绕（如头痛、眩晕、呕吐可按摩导引一下翳风穴，近视可按摩导引一下翳明穴，催眠时可按摩导引一下瘈脉穴），至头顶按摩导引四神聪（男用左手，顺时针；女用右手，逆时针），再依次按摩导引百会→印堂→祖窍→重楼→膻中→丹田。导引时意守中指端，如此反复导引 9 次。

4. 擦面梳头

用力先搓热手掌（主要搓内劳宫穴）、手背（主要搓外劳宫穴），然后按颜面、头项、后枕的顺序进行导引按摩 36 次。

5. 行走导引

原地或行走 30 ～ 50 步，也可用意念作行走导引姿势。

6. 气归丹元（又称百川归海）

练功后由于调动了人体的潜能，培补了元气，使真气产生了不同程度的运行，但千万不可任其随意消耗殆尽，应利用此真气冲击病灶，以达到祛病健身的目的，同时可以滋阴潜阳，以期返本还原，延年益寿。气归丹元导引法即是将练功后剩余之真气，用意念导引收回至丹田与关元穴处。必要时可配合以双手按摩（男性由小圈按到大圈，女性则反之）。

第十二讲

生命可以享受之轻——辟谷食气

随着社会的发展，人类在运用各种医疗手段与疾病做斗争的同时，"辟谷治病健身"这一事物也在悄然兴起。说起辟谷，有些人从未听说过，有些人似曾相识，有些人偶尔有擦肩而过的尝试。究竟辟谷对人体健康有无好处？在未淡及这个问题之前，我们先来了解一下什么是辟谷。

一、古人"辟谷食气"求健康

辟谷的历史在我国颇为久远，早在西汉初年，汉高祖的军师张良晚年因"性多疾，即导引，不食谷。"（司马迁《史记·留侯世家》）后来，辟谷作为一种方术被纳入道教系统。按道教的说法，人体内有三虫，一好宝物，二好五味，三好色欲，是人生贪爱烦恼之源。只要坚持辟谷九旬，便可杀死三虫，达到体健神清的效果。唐朝的"太平宰相"李泌在辟谷修炼上也是有一定成就的，他在辟谷了五六年之后，其身体轻盈，能在屏风上面行走，伸着手指发气可将蜡烛吹灭（宋李石《续博物志》）。正因此术有如此神奇的效果，所以辟谷之法一直为养生者所探求。

下面介绍几则古人辟谷奇闻。

奇闻（一）

陈仲弓在他的《异闻记》中，曾记载了一则奇闻：在某郡有个叫张广定的人，因其家乡发生战事，要出走避难。但苦于身边有个4岁的女儿，出走携同不便，踌躇良久，不得已而忍痛弃之，临走时用绳索将其女儿坠入村头的一个大古墓中。

三年之后，战乱平息。张广定回到家乡，准备从古墓中收拾女儿尸骨埋葬。谁知他到那里一看，女儿竟然安然坐于墓中。最初他认为是鬼，后来女儿也认出他来，并喊他爹爹，他才确信女儿未死。欣喜之余，问起缘由，其女说："开始几天我感到饥饿难忍，后来看见古墓一角有一物伸颈吐气，却不吃什么东西。于是，后来我也仿效那物伸伸颈、吐吐气，就这样一日一日过去，再也不觉得饥饿了。"

张广定听后搜寻墓内，发现一只大乌龟。原来，其女是效龟而得生的。

奇闻（二）

清·全祖望在《鲒崎亭集·阳曲傅先生事略》中，曾记载了阳曲傅先生通过废寝忘食来达到断食辟谷状态的一则事情。原文如下："先生当走平定山中，为人视疾，失足堕崩崖。仆夫惊哭曰：'死矣！'先生旁皇四顾，见有风峪甚深，中通天空，一百二十六石柱林立，则高齐所书佛经也。摩挲视之，终日而出，欣然忘食。盖其嗜奇如此。"

另外，全祖望存《鲒崎亭集·阳曲傅先生事略》中，又记载了阳曲傅先生通过服食中草药饵来达到断食辟谷状态的一则事情。原文如下："朱衣道人者，阳曲傅山先生也，初字青竹，寻改字青主，或别署曰公之它，亦曰石道人，又字啬庐。家世以学行师表晋中。先生六岁，啖黄精，不乐谷食，强之，乃复饭。少读书，上口数过即成诵。顾任侠，见天下且丧乱，诸号为缙绅先生多腐恶不足道，愤之，乃坚苦持气节，不肯少与时阿谀。"

史书记载辟谷之人如此之多，辟谷时间或几月、几年甚至几十年，其中难免有夸大不实之处，但恐非纯属子虚。迄今我们发现的最早记载辟谷

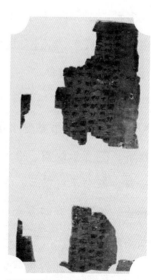

《去（却）谷食气篇》

服气术的著作是 1973 年长沙马王堆汉墓出土的帛书中的《去（却）谷食气篇》一文。

帛书原文：

却谷者食石韦。朝日食质，日贺（加）一节，旬五而［止］。［月］大始铫，日［去一］节，至晦而复质，与月进退。

为首重、足轻、体轸，则吹之，视利止。

食谷者食质而□，食气者为吹，则以始卧与始兴，凡中息而炊（吹）：年［二者朝才暮二。二日之］莫暮二而、年三十者朝三暮三，三日之暮百。以此数推之。

春食二去浊阳，和以□光、朝霞，昏清可。夏食一去阳风，和以朝霞、行暨、昏清可。秋食一去□□、霜雾、和以输阳、昏清可。冬食一去凌明，［和以流瀯］，□阳，光，输阳输阴，［昏清可］□□□:［凌气者］□四塞，清风折首者。霜雾者◇。浊阳者，黑四塞，天之乱气也，及日出而雾也。［阴风者］□风也。热而中人者也。日□□者入骨□□□□。［四］者不可食也。朝暇（霞）者，◇者日出二干，春为浊◇气者食员，员者天也。卜◇者北方◇多食，则和以口阴、口气，暇（霞）◇多阴日，夜分◇［清］附，清附即多朝暇（霞）。朝□失气为日□，日□即多光，昏失气为黑附，黑附即多输［阳］。口得食毋食。

注:《却谷食气篇》引自《文物》1975 年 6 月号，标点略有更动，原有"马王堆汉墓帛书整理小组"释文，加圆括号的是现代词，加方括号的为现代所补，□表示缺空，◇表示难以确认的缺字。这是我国现存最早的气功辟谷专著。原书早就散佚，著者不详，1973 年在湖南长沙马王堆三号汉墓中发掘出土。它是记载却谷食气的帛书，其论述却谷食气，有理论，有方法，有用于治病的经验，内容甚是丰富，学术价值无可估量。

在帛书《却谷食气篇》里，介绍了具体的修炼方法。原来，"辟谷"之人也是要吃东西的，是吃一种叫"石韦"的药。根据湖南省博物馆研究员喻燕姣的释读,《却谷食气篇》提出了适合有节奏深呼吸的六种空气,合称"六气"。第一种气叫"朝霞",出现在清晨太阳即将从地平线升起时;第二种叫"输阳",出现在上午七八点;第三种叫"正阳",出现在中午12点;第四种叫"光光",出现于午后太阳被密云遮蔽的场合;第五种叫"输阴",出现于傍晚太阳落至地平线后;第六种叫"沆瀣",是在夜间12点出现的。"食气"反映了中国古代天人合一的观念,在现代社会仍有借鉴的价值。

二、辟谷为何"物"

"辟谷"一词,古已称之,辟谷的"辟"字在古代同"避",也有称"却谷""休粮""绝粒"等,现代有叫"断谷"或"断食"。所谓辟谷,即是避开五谷杂粮而不食,它是通过断绝谷食来达到治病、健身为一体的一种方法。

提到辟谷,人们也许立刻就会意识到不吃,的确是不吃,若吃,那就不叫辟谷了。辟谷对人体的健康有益吗?看一看专家们用辟谷的方法在动物身上实验出来的结果吧!台湾家禽实验所选择864只产蛋能力退化的纯种来亨鸡,实施10天停供饲料而只供给水的"辟谷"试验,当恢复供料40天后,发现退化了的老母鸡中居然有75%的又再度产蛋。这一试验说明了辟谷对生命有"返老还童"的作用。美国学者麦考尔用白鼠做实验,他将白鼠等数分成三组,相同的是喂同一种饲料,不同的是A组每天给予饱食喂养,B组每天给予半饱食喂养,C组每天也给予半饱食喂养,但每周要"辟谷"2天。结果,A组的养了2年就死完了,B组的养了3~4年也死完了,C组的养了4~5年才死完。他花了15年的时间做同样的实验,实验结果还是一样。这一试验说明了适度辟谷对生命不但没有害,而且还可以延年益寿呢。

从现在的科学角度看,辟谷对清除人体内的毒素和激发人体的潜能、刺激人体的应急系统、增强机体抗御病邪的能力是大有帮助的。这一方法是否有益于健康,答案应该是肯定的,只是整个操作过程要有合理的安排或得到专业医生的指导方可进行，不然的话就有可能弄巧成拙，到时就得不偿失了。

三、辟谷益处多

1.辟谷可以激发调动人体的潜在能量。人体犹如一支军队，必须经常不断地进行训练、演习，才能使军队富有战斗力。长期处于涣散、懒惰状态的军队是不堪一击的。现代社会为人的生存提供了优厚的生活条件，相当多的人营养过剩，运动量不足，带着一身重重的脂肪，除了行动不便外，一无所用，走不了几步路就呼呼喘气，这样的人你能说他强壮吗？辟谷可以给养尊处优的人们一个绝好的练兵机会，犹如军队的战略总动员。把人的饮食供应停顿后，人要继续维持正常的生理功能，就必须调用原来储备的脂肪和糖类，通过氧化来释放能量。辟谷可以更新人体的能量储备，使其保持于备用和可用状态，强化机体抵抗不良环境的能力。

2.辟谷可以对身体起到双向调节作用。辟谷可以使人的体重保持在正常范围内，矫正肥胖，矫治消瘦。辟谷通过切断饮食供应，消耗掉体内多余的脂肪，超重者自然可以减肥；辟谷通过清理消化道，增强胃肠的吸收能力，使消瘦者在辟谷后可以充分吸收食物中的营养成分，对超瘦者增重也大有益处。辟谷对血压偏高或偏低者也有双向调节作用。

3.辟谷可以改善神经系统的功能，增强记忆力，加深理解力，强化意志力，培养忍耐力，增强自信心，使人充满勇气，抑制欲望。

4.辟谷可以清除人体的宿便。人的肠道中长期积聚着宿便，不仅产生腐败物质，还直接影响胃肠对食物中营养物质的吸收。如果人体对营养物质的吸收功能正常，人吃五谷杂粮，是不会发生营养不良或缺乏各类营养物质的。重要的是看人体能从食物中吸收多少营养成分，而不是看人吃了多少东西。医学博士里维尔说过这样一句耐人寻味的话："人类的疾病，多半是因为粪便滞留在肠内所引起的。良好的排泄，就是健康长寿的秘诀。"要想彻底改善人体的吸收功能，就必须要清除宿便。但宿便的清除却不是靠灌肠或服泻药所能做到的，而辟谷可以帮助全身做一次"大扫除"，彻底清除宿便。实践证明，一般人辟谷到第 4～5 天仍然有大便排出，到第 7 天时，宿便就会被彻底排净。排出量多则 1800 毫升，少则 360 毫升。这就是为什么要求人辟谷一般要坚持 7 天的道理。宿便的清除使消化系统的效率空前提高，营养吸收良好，疾病自然会减少。

5. 辟谷可以延长寿命。美国营养学家马凯博士发现老鼠每周禁食 2 天，不易生癌，且寿命延长一倍。观察动物界不难发现，大凡猛兽如老虎、狮子之类，暴饮暴食，食量大者，其寿命并不算长，而像蛇、龟等，一生消耗的食物并不多，但其寿命却相当可观，能生存上百年者多矣。

四、辟谷的实施方法

1. 实施辟谷者必须要消除心理障碍，坚信辟谷对人体有益无害。1993 年 10 月 16 日至 26 日，江苏省徐州市工人疗养院举办首届辟谷养生学习班，来自全国各地的 300 人参加了这次学习班。300 名自愿者连续辟谷 8 天，不食人间烟火，一举登上海拔 1545 米的泰山玉皇顶。这些登山者中有一大半是年高体弱、疾病缠身的人，通过辟谷许多人身上的疾病不药而愈，且精神和体力都优于平时。这次活动充分证明了辟谷对人体巨大潜能的开发，展示了辟谷的神奇调节作用。

2. 掌握辟谷的时间。依个人练功时间的长短、健康状况、心理状态的不同，辟谷时间的长短有一定的差别。短则 1～2 天，长则可几十天甚至更长时间。一般情况下应多于 3 天，身体素质一般者应坚持 7 天或 7 天以上，练功有素者有坚持 49 天以上的。

第一次辟谷的时间不宜过长，要以安全为上，自然为度。不可因治病或其他原因而主观延长时间，应循序渐进，不刻意追求时间的长短。

辟谷期间要根据实际情况，欲辟则辟，欲止则止，顺其自然，以自己感受舒服为度。

3.对辟谷的程度应适当掌握。辟谷从程度上可分为以下几种类型：

（1）全辟：辟谷期间粒米不进，滴水不沾，完全切断饮食和水分的供应，直接与外界交换能量与信息，充分调动人的潜能来完成人体的各种代谢。这种情况较少运用，最好在修炼有素者的监护下进行，注意安全，以不感到过于饥饿为度，切忌盲目追求时间的长短。

（2）近全辟：不进五谷杂粮和药丸，但可饮用少量水和蜂蜜，也可食用少量水果。这种方法对于一般体质者都可以运用，比较安全。

（3）半辟：除了可以饮用水和蜂蜜外，还可食用少量瓜果、花生米、核桃、红枣、胡桃、杏仁等药饵，以不感到饿为止。这种方法对于第一次辟谷者或体弱多病者较为适用。

（4）近半辟：基本上不吃熟食，但可多吃水果、蔬菜和其他杂食，甚至还吃点稀饭和面条等，也可吃一些素菜。这种方法对于有心理障碍或特别虚弱者较为适用。

4.注意饮食控制。开始辟谷时，饮食可以逐步减少，在两三天中减至半辟或近全辟状念。也可以直接开始，直接进入辟谷状态。在辟谷结束，恢复饮食时应注意循序渐进，逐步恢复，不可操之过急。初进食以稀粥、稀饭为宜，另外可食用少量新鲜水果、蔬菜等，忌食生冷鱼、肉、辛辣刺激性食物。待完全恢复进食1周后方可食用鱼、肉类食物。

辟谷期间可食用适量的干鲜果品、营养性药物，常见的如红枣、芝麻、黄精、玉竹、枸杞子、黑豆、天门冬、麦门冬、茯苓、白芍、禹余粮、赤石脂、白术等。

经实践证明，辟谷期间每日饮几杯蜂蜜水大有助益。饮水以暖水为宜，饮多亦无妨。辟谷期间停食而不停水，应保证足量的水分供应。过分缺水是对身体的摧残。

5.坚持静养食气为辟谷之首要。食气者不一定要辟谷，但辟谷者必须要兼练食气之功，故"辟谷食气"每则相提并论。辟谷期间应避免过度的、剧烈的体力活动。

五、辟谷有宜忌

辟谷之法首先要在身体无病的情况下方能实行，有病则先要治疗自身原有的疾病，使五脏气血宣通。继而稍服缓泻剂，去掉肠胃内旧有的积滞，然后减食、节食，逐渐断绝五谷，不知五味，每日做3遍静卧服气功，这样就不饥不饿了。在节食之前要"斋戒为先"，即使整个身心都处在清静无为的状态，调整心灵，逐步进入辟谷状态。

辟谷有长、短、中之不同时期，百日以上为长期，中期者为半月至百日，短日三五天到2周不等。辟谷期间要禁食物，水可以不禁，水果可以因人口味而适度需要。

辟谷最好由短至中，不能急于求成，最好每天吃3个水果，长期辟谷者最好服食茯苓、大枣、核桃、胡麻、黄精等物。有的道家把这些药品通过中药学的制剂方法，经过九蒸九晒，制成水丸，或加蜜制成蜜丸，或煎制成膏剂，或再配成复方，制成"太清金液膏"、"夜苓膏"、"胡麻饭"等，随时加以服用。通过这些方剂的记载，可以看出道教辟谷法只是不吃五谷杂粮，却食用有高蛋白、高油脂类的药品来补养人体的气血，充实生命元素。

辟谷最好有专门的医生在旁指导观察，不能一人独自盲练。如辟谷坚持不住，也不能急于进食。

辟谷期间一忌饮酒，二忌吸烟，三忌饮茶，四忌吃糖，五忌喝牛奶、豆浆，六忌吃柿子，七忌吃香蕉，八忌吃番茄，九忌吃橘子，十忌吃山楂，十一忌吃白薯，十二忌吃大葱、大蒜等辛辣食物，十三忌吃萝卜。辟谷最佳食物当属黄瓜、苹果、西瓜、桃、百合、枣等，辟谷期间体重下降是正常的。

辟谷期间尽力避免七情刺激，避免情绪的大波动，使心态保持平和。限制性生活，惜精爱气。

六、饮食稀粥是半辟谷养生

中国人食粥保健养生积累了丰富的经验。多年来，人们根据粥的用途分为三大类：一是家贫食粥，二是荒年赈饥食粥，三是养生食粥。其实三种食粥大同小异，都具有相同的养生保健之功效。清·赵翼专门写过一首《粥诗》："煮饭何如煮粥强，好同儿女熟商量。一升可作二升用，两日堪为六日粮。有客用须添水火，无钱不必问美汤。"这其中就有许多饮食稀粥保健养生的经验。

饮食稀粥养生本身也是属于一种不完全的断食辟谷疗法。完全的断食辟谷疗法就是非常严格的断食辟谷法。在正式的断食辟谷阶段，只可喝水或茶水，不食五谷，其他的一切食物都禁止食用，有的甚至连水都不喝。而不完全的断食辟谷疗法，要求则不如完全的断食辟谷疗法那样严格，也就是说，在正式的断食辟谷阶段，在喝水或茶水的同时，可以食用五谷，如稀粥、菜汤、花生、蔬菜、水果等食物。

不完全的断食辟谷疗法主要用于不适合使用完全断食辟谷疗法的病人，诸如严重的心脏病、肝脏病、肾脏病、肺脏病、癌症、糖尿病、系统性红斑狼疮等等疾病，以及意志薄弱而难以耐受完全断食辟谷者。同时也可以作为一种改善体质、保健养生的手段，在断食辟谷医师的适当指导下，在自己家里练习。不完全的断食辟谷疗法种类很多，有稀粥断食辟谷法、菜汤断食辟谷法、苹果断食辟谷法、果汁断食辟谷法、生菜汁断食辟谷法，等等。不完全的断食辟谷疗法非常容易实行，在断食辟谷的过程中不易引起不良反应和危险事故，很少发生强烈的饥饿感，有的甚至照常坚持工作、学习和生活，好像没有实行断食辟谷一样。对于许多疾病的治疗，是一种旷日持久的、循序渐进的过程，而采用不完全的断食辟谷疗法又是非常适宜的。

总之，饮食稀粥是一种非常好的不完全断食辟谷疗法，具有良好的改善体质、保健养生之作用。稀粥养生方法如下：用20～50克大米（或玉米、小麦、大麦等），加入适量蔬菜，做成稀粥，1碗／餐，3餐／日，1个月／疗程，3个疗程／年。此法既可少食养生，又可延年益寿，而且长期进行也不会造成营养不良，是不完全断食辟谷疗法的一种大法捷径。

第十三讲

枕中梦回——话药枕养生

枕头，再熟悉不过的东西了，从我们呱呱落地那天起就开始与它结下不解之缘。试想有谁能离得开枕头呢？

英国著名的圣经注释专家、格拉斯哥大学神学院院长巴克莱博士在他的《花香满径》中，曾这样告诉我们："人有三分之一的时间花在睡觉上，如果我们一生活七十年，其中有二十一年都会用于睡觉，我们谁也不知自己还会有多少时间可用。"也就是说，我们每天有将近三分之一的时间是与枕头共度，枕头与睡眠的这种相关性，你意识到了吗？

枕头有些什么作用？

枕头与我们的生活、健康有什么关系？

如何正确发挥枕头的保健作用？

我们常说"高枕无忧"，"高枕"真的能"无忧"吗？

带着这些问题，我们一起走进马王堆汉墓，追忆辛追留下的药枕，让我们重新认识枕头，打开生命健康的新思路……

一、老祖宗的枕头

"枕"，《说文解字》曰："枕，卧为所荐首者也。"枕头，是人在躺卧时用于垫头的东西，这是关于枕头最原始的解释。

那么，枕头是什么时候发明的呢？

《格致镜原》载："物原神农作枕。"神农氏是中华民族的始祖之一。《易·系辞下》曰："神农氏作，斫木为耜，揉木为耒。"他发明农具，教人耕作，遍尝百草，始有医药。至于最早产生枕头的更加确切的年代，目前还没有查到有关史料。在《拾遗记》中有这样一段记载：

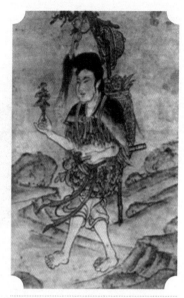

神农氏

魏明帝咸熙二年，捡宝库中得一玉虎头枕，帝赅古博闻，云："汉诛梁冀得一玉虎头枕，云单池国所献，检其额下，有篆书字，云是帝辛之枕，是殷时遗宝也。"

——东晋·王嘉《拾遗记》

按：魏明帝咸熙二年，曾发现了一件玉石虎枕，枕下刻有"帝辛"二字。据考证，商朝末代君主，姓子，名受，号帝辛，史称"纣王"，因此"帝辛之枕"其实就是殷商纣王的枕头。因此断定起码在殷商末期已有枕头。

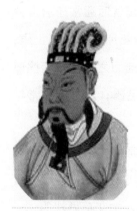

殷商纣王

至于为何将玉虎饰于枕上，有学者解释，虎为百兽之王，有辟邪作用，玉虎头饰于枕上，可得安枕无忧之祥。《唐书·五行志》曰："韦后妹尝为豹头枕，以辟邪。"虎豹同属，亦可为佐证。

无论是传说的"神农作枕"，或是殷商时期的"帝辛之枕"，还足埋藏千年后长沙马王堆汉墓出土的锦面药枕，枕头这个融入中国人生活的寝具，累积至今的历史厚度，足堪从各个角度玩味欣赏。

老祖宗的枕具品类非常丰富，有药枕、肖形枕、凉枕、箱枕、脉枕、臂枕、耳枕、布枕等等。

药枕

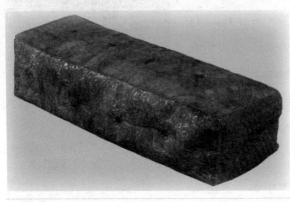

药枕

马王堆一号墓出土。枕内填塞中草药佩兰，是迄今发现最早的保健药枕之一

将草药或药物充填枕袋，使用时可使药物接触头部，能收到防病祛病的效果。长沙马王堆一号汉墓出土的锦面枕，里面就装有佩兰，可算是已经发现的最早的药枕。最流行的药枕当属菊枕，以菊花、菊叶做填充料。宋代陈元靓说："（民间）常以九月九日取菊花作枕头。大多能去头风，明眼目。"清代慈禧太后每到秋菊怒放时，总要命人摘取大朵菊花，撕出花瓣晒干揉碎，填进布袋充作枕芯。古人喜用菊枕，取其清热疏风、益肝明目等特性，通过所含微量龙脑、樟脑、菊油环酮挥发"药气"，刺激头颈皮肤，起到通关窍、利谛气的作用，促进神经、肌肉与关节功能协调，收到解痛祛病效果。民间做菊枕时通常还加入少量川芎、牡丹皮、白芷等，这三味中药有活血行气、清热凉血、燥湿止痛、祛风解表、活血散瘀的功效，它们与菊花配伍，有加强药力之作用。菊枕还可治头晕眼花，夜晚催人酣睡，翌晨起床神清目明。故民谚有云："菊枕常年置头下，老来身轻眼不花。"

现如今，民间多以荞麦皮作枕，虽然意在取其松软适宜，但与古代药枕不无联系。其实可做药枕的药物有很多，比如说用蚕砂（蚕的粪便）做枕可以清火败毒，还有取橘皮做枕的，用饮过的茶叶做枕的，拿艾草做枕的……总之，药枕的品类极为丰富。

肖形枕

将枕头做成各种形象即为肖形枕。目前我们已知最早的肖形枕是东汉时期的"鸡鸣枕"。枕的造型为公鸡，腹部宽厚，两端呈犄角式上扬，一角做鸡头，一角做鸡尾。以鸡形为枕，寓有"勤奋振作，鸡鸣即起"的含义。后世肖形枕具的造型越来越丰富，主要有下面几种。

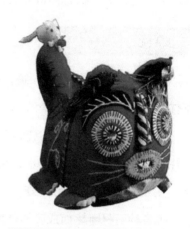
布虎枕

民间布虎枕：多为小孩而设，得以流行的原因主要是老百姓普遍认为老虎可以镇克邪祟与祸患，保护儿童的安康；其次，对于小孩子来说，虎形枕既是枕头又是玩具，因此长辈们送给孩子的礼物中多见布老虎。

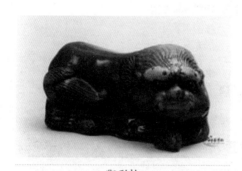
狮形枕

狮形枕：以狮背为枕面，或是在狮子身上加设枕面，造型有卧狮、立狮、双狮、双头狮等。狮子从汉代传入中国起就被看作为瑞兽，具有辟邪的作用，广受老百姓的欢迎。

还有一种常见的肖形枕是娃娃枕。最典型的是宋代定窑的"孩儿枕"。白釉、白胎，孩儿侧首俯卧，天真烂漫，面部表情喜悦而端庄。孩儿枕的出现是传统的"多子多福"、"重男轻女"观念的体现。

已知的肖形枕还有月形枕，形似月牙；

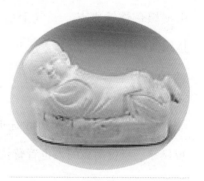
孩子枕

元宝枕，两端上翘，形似元宝；银锭枕，两端宽，中间带束腰；鼓形枕，仿鼓造型；莲花枕，状若仰口复瓣莲花……

凉枕

南方盛夏酷热，难以入睡，故有凉枕。凉枕多用三种材料：一是竹木，竹条做枕面，木板做支架；二是陶瓷，陶瓷凉枕内可注冷水，冬季可注入热水，可谓冬暖夏凉；三是石制凉枕，用大理石、玉石、汉白玉等各种石材雕琢而成，通体实心，导热好，枕上去凉意习习。

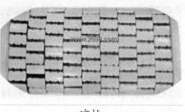

凉枕

箱枕

以木箱形状为基础，略做变通，表面罩以皮面或髹以彩漆。箱内可贮存细软、文书、卷契、珠宝等贵重物品。主要功能是防盗。

脉枕

用于中医诊脉时患者手腕的衬垫。唐代三彩陶虎形脉枕，形制如一睡枕，只是略小。明代有虎头脉枕，青花颜色发黑，中夹黑色铁锈斑点，老气十足。如今中医依然使用脉枕。

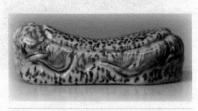

脉枕

臂枕

是放在椅子扶手两边或炕头的置靠手臂的枕具，多为老人所用。旧日地位显赫、身份高贵的人也置臂枕，以显其端庄气派。

耳枕

是为保护耳朵而设的小枕头，多为布制，垫衬在大枕头上使用，多为婴儿与老人而设。耳枕中间设一孔洞，侧卧时耳置其中，得以舒展，避免挤压。

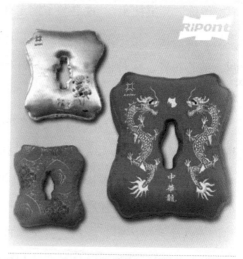

耳枕

二、枕头的故事

旧枕具时代

古人以高枕为乐。高枕的含义可分为两种，一是象征，未必真的把枕头垫得很高，只是在强调充分的睡眠，安逸的享受；另一种是真的把枕头垫起来，以枕为靠背，靠着枕头坐在席塌等卧具上，也是安乐享受的意思。在当时"高枕""安枕"已成为安心、安逸的代名词，成语"高枕无忧"即由此产生。

既然高枕被视为享乐、安逸的象征，在不该享乐的时候，例如服丧之期，就应该改变枕具的形制，于是就出现了"寝苫枕块"的规定。《礼记·服丧传》里就有关于居丧期间必须以土块为枕、以苫为卧具的记述。《荀子·礼论》则要求得更全面，要求在服丧期间必须"居庐食粥，席薪枕块"，意思是除了枕席改变之外，还要住在小而简陋的房子里，伙食也要降低水准，以这些行为表示对死者的哀悼。

此外，在已经发现的古代墓葬中可以见到许多殉葬的枕具，这些枕具有可能是墓主人生前使用过的或生活中正在使用的枕具，还有可能是专供死者殉葬用的枕具。后者在如今的农村仍有出产。一般都被做成带深脑窝的元宝形，俗称"元宝枕头"，这是为了固定死者头部位置而设计的。元宝枕也有精彩的装饰，绘、绣、刻、印等工艺无所不有，且多以松、鹤、莲花、寿字为题，精心布置。这种做法显示着人们对死亡这一人生重要环节的重视，并以此寄托对死者的崇敬与祝福。

在中国古代还有许多关于枕具的神话，都把枕具描绘成具有魔力的精灵，甚而祸福人间、变化无常。比如葛洪在《神仙传》中描述了这样一个故事：汉武帝东巡途中，见泰山父正在路边锄地，头上却有数尺白光，大为惊异，泰山父告诉汉武帝：有道士教我做神枕，枕有三十二窍，二十四窍应二十四气，八窍应八风。照此法行之，果然返老还童，并且长出了牙齿。这个神话实际上在强调枕具与健康的关系。尽管真实的枕具是不可能产生这样强大的神力，但是药枕和特形枕具的防病祛病功能确实存在，使用得法，不无疗效。

最著名的关于枕具的神话无过于唐人沈既济《枕中记》的"黄粱一梦"：学子卢生客旅邯郸，他在旅店中遇见了道士吕翁。吕翁给了卢生一个枕头，卢生便枕着进入了梦乡，此时店主人正在蒸煮黄粱。卢生在梦中历尽荣华富贵，醒后但见所蒸黄粱未熟，因有所悟。虽然枕具在神话故事中并不是主角，但故事情节的发展却以枕具为切入点，客观上借助了枕具与睡梦密切关联这一事实。

新枕具时代

现如今，枕具除了可以带给人们舒适安稳的睡眠之外，在人们的日常生活中还体现出不同的象征意义。

民间盛行向新生婴儿赠送老虎枕头或耳枕的习俗，这类枕头多由祖母、外祖母亲手缝制。其中，虎头枕最为典型，大头、大嘴、大眼睛，憨拙劲健，形态可人。这种造型具有很强的象征意义，包含着老人对子女的关爱与保护，希冀老虎镇克祸患、邪祟，保护孩子健康成长；同时又寄托着希冀孩子像老虎一样勇猛、无畏、战胜一切人间妖邪的愿望。

夫妻的枕具也具有深刻的象征意义。新婚枕具通常取"龙凤呈祥""鸳鸯戏荷""百年好合""同心并蒂"等图案为装饰主题，寓意爱情与婚姻地久天长。民间还有各式双人枕头，包括双人凉枕、双人箱枕、双人皮枕等等。通过枕具显示夫妻亲密无间、完美结合的愿望。"枕边风""枕上语"等俗语均是以枕为名对夫妻关系的形象比喻。

三、辛追药枕今犹在

了解药枕

药枕，作为千百种枕头中的一种，起始于何时也已无从考证。

"搏芬若以枕兮，席荃兰而芷香。"

——司马相如·《长门赋》

按：诗中"若"，即"杜若"，别称"竹叶莲"，是一种香气浓郁的药草，故又称"芬若"，它可以治疗虫蛇咬伤。枕此枕，既可闻香，又备下了药物。司马相如是西汉时期人，可以断定以药为枕的方法至晚在西汉时候就已流行。

晋代葛洪《肘后备急方》中有用蒸大豆装枕治失眠的记载。

唐宋时期有了较大的发展，孙思邈《千金要方》载："治头项不得四顾方，蒸好大豆一斗，令变色，内囊中枕之。"

李时珍《本草纲目》载："绿豆甘寒无毒，作枕明目，治头风头痛。"

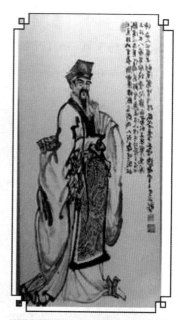

司马相如，字长卿，四川蓬州人，汉代文学家

清代刘灏《广群芳谱》载："决明子作枕，治头风明目胜黑豆。"

吴尚先《理瀹骈文》则记述了各类药枕的临床应用。

我国古代佛家和道家都有卧药枕的传统。唐代义净和尚介绍过僧侣常用的药枕——枕囊。这是一种用帛或布缝制的直袋，内填毛麻、棉絮、软叶、干苔、决明子、麻豆等物。卧枕囊不仅柔软舒适，还可收到明目之功效。

道家使用的药枕别具一格。据记载，古代道家使用的药枕有磁石枕及柏木枕两种。磁石枕是将磁石镶嵌在木枕上制成，常枕可以明目益睛。柏木枕用柏木板制成，四壁留有 120 个小孔，内装当归、川芎、防风、白芷、牡丹皮、菊花等 32 味药物，外套布套，药味缓慢散出。

药枕也为历代文人墨客所推崇。史载，唐代流行卧"枕帏"的风俗。枕帏是将香花缝入布囊中的枕头。宋代文学家黄庭坚在诗中写道："名字因壶酒，风流付枕帏""风流彻骨成春酒，梦寐宜人入枕囊"。范浚有句曰"独夜不眠香草枕"，杨万里也有句"酝酿为枕睡为香"。元代文学家马祖常也赞美道："半夜归心三径远，一囊秋色四屏香。"

长沙马王堆一号汉墓出土文物中有 1 件药枕，是我国目前所见到的最早的药枕。药枕出土于北边箱，为长方形，长 45 厘米，高 12 厘米。枕的上下两面用"信期绣"香色绢，两侧用香色红茱萸纹锦，枕的上下两侧都有用绛色镂钉成的四个十字形结，以便约束枕内填塞物。枕因长期埋藏于墓中，有的部位已经腐朽开裂。在修复中，发现枕内填塞物全部为佩兰。

佩兰，又名水香、香草、大泽兰，为菊科一年或多年生草本植物佩兰的地上部分。夏季开花之

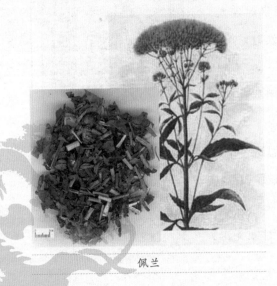

佩兰

前收割地上部分，除净泥土，晒干或阴干备用。佩兰全草含挥发油约 1.5%～2%，故其气味特别芳香。佩兰性平味辛，能芳香化湿、醒脾和胃、清暑辟秽。用本品做药枕既有芳香化湿和抑菌消毒辟秽的作用，又具养血安眠之功效。

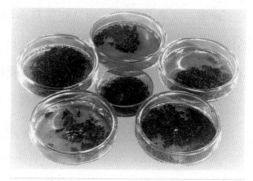

一、三号墓出土的中草药

辛追药枕中为何惊现佩兰？

1. 出土文物：芳香类中药

在马王堆一号汉墓中出土了一批中药，佩兰只是其中的一种，至今尚可辨认的药物还有花椒、桂皮、杜衡等10余种，分别存放于药袋、香囊、枕头和熏炉中。

花椒，又名秦椒、蜀椒，为芸香科落叶灌木或小乔木植物花椒、青椒的果皮。本品含挥发油，香气浓烈，其性热味辛，有小毒，能温中散寒，止痛，燥湿，杀虫。

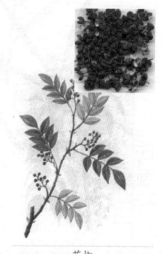

花椒

桂皮，即肉桂，为樟科常绿乔木植物肉桂或大叶清化桂的干皮、枝皮。本品含挥发油，其性热味辛、甘，香气较浓，能补火助阳，引火归元，散寒止痛，温经通脉。桂皮具有抗炎、镇静、镇痛、抗惊厥等作用；其所含桂皮醛有很强的杀真菌作用，尤其对皮肤癣菌作用最强；而桂皮油对革兰阳性菌有较强的抑制作用。

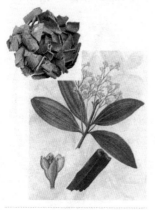

桂皮

杜衡，又名马蹄香，为马兜铃科多年生草本植物杜衡的根茎或全草。本品性温味辛，有小毒，能发散风寒，祛风止痛，温肺化饮。杜衡含有挥发油，气味芳香，其挥发油具有镇静、抗惊厥及抑制皮肤过敏反应等作用。

2. 出土文物：竹熏罩、熏炉与香囊

马上堆一号汉墓出土竹熏罩一个，高 21 厘米，底径 30 厘米，口径 10 厘米。其以竹篾编成，外蒙细绢。用时罩在装有中药的熏炉上，炉内药物徐徐地燃烧，缕缕青烟通过细绢均匀地散发，阵阵清香扑鼻，可使室内空气变得清新。

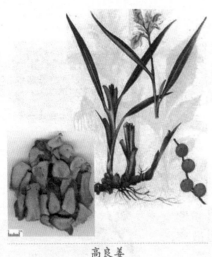

高良姜

马王堆三号汉墓又出土彩绘陶熏炉一个，炉高 13.3 厘米，口径 11.2 厘米，盖上镂孔，以便发散熏烟。炉内装有高良姜、茅香、藁本和辛夷等。

高良姜，又名良姜、小良姜、海良姜，为姜科多年生草本植物良姜的根茎。其性热味辛，能温中散寒，行气止痛。高良姜煎液对炭疽杆菌、溶血性链球菌、白喉杆菌、类白喉杆菌、肺炎球菌、金黄色葡萄球菌、白色葡萄球菌、枯草杆菌等均有不同程度的抑制作用；高良姜所含挥发油不但气味芳香，而且有抗血栓的功效。

茅香，又叫香茅、大风茅、香巴茅、香茅草，为禾本科多年生草本植物茅香的全草。茅香性温味辛、甘，能疏风祛寒，温中止痛，止泻驱蛔。其所含挥发性的茅香油对革兰阳性菌、阴性菌及真菌等均有抑制或杀灭作用，而茅香煎剂则有消肿和降血压的功效。

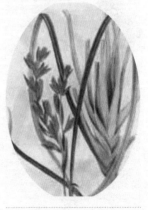

茅香

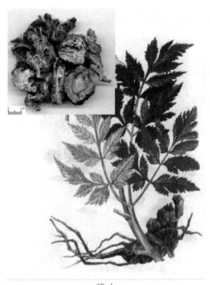

藁本

藁本，又名某茎、薇茎、野芹菜、山香菜，为伞形科多年生草本植物藁本的根茎。藁本性温味辛，能发表散寒，祛风胜湿止痛。本品含有挥发油，气味芳香。其所含中性油有显著的镇静、镇痛、解热等作用，又能提高动物耐缺氧的能力。藁本煎剂则能抑制皮肤真菌，并有降血压的作用。

辛夷，又名木笔花，为木兰科落叶乔木植物望春玉兰、玉兰、武当玉兰的花蕾。辛夷性温味辛，能散风邪，通鼻窍。本品含挥发油较多，气味特别芳香。辛夷能扩张微血管，改善局部血液循环，降低血压，促进分泌物的吸收和消退，并有较好的抗过敏及抗感染作用。辛夷又有较好的抗菌效果，对金黄色葡萄球菌、肺炎球菌、乙型链球菌、白喉杆菌、痢疾杆菌、绿脓杆菌和大肠杆菌均有抑制作用，对多种致病性皮肤真菌也有抑制作用。

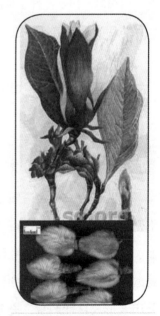

辛夷

同时，马王堆一号汉墓还出土香囊一个，通长 50 厘米，出土时内装茅香、花椒、辛夷等。

3. 一缕素香除秽保健

从药枕、竹熏罩、陶熏炉所装佩兰、高良姜、茅香、藁本和辛夷等中药的性味功效来看，它们有一共同的特性——气味芳香，具有行气祛湿、通气健脾、防腐杀菌等功效。这至少可以有几种作用：一是改善室内空气，使空气变得清新怡人；二是能杀菌消毒，消除秽浊；三是镇静安神，有利于休息和睡眠。这在西汉时代也是改善室内环境卫生的有效措施之一。

研究与临床证明，用香气除秽保健的方法对于长期居住在南方地区而面临湿气、瘴气威胁的人们来说，确实能起到预防疾病的作用。

据古书记载，唐朝的杨贵妃身上所散发的宜人香气并非与生俱来，而是常用天然中草药及含有香料的植物长期"熏陶"的结果，这在古代的宫廷仕女、嫔妃当中非常流行。日常生活中香熏更是随处可见，比如在民间流行用艾叶煮水洗澡，可以治皮肤病；又如一种叫"楂芙"的植物，用来洗头可使头发乌黑油亮，还有去屑、止痒功效，这些都是香熏疗法。

香熏中的主要成分——精油是从很多名贵药材中提炼的。把精油涂抹身体各个部位，渗透到皮肤里层，随血液循环而至全身，使人的身体疲劳得到恢复。香熏的气味对神经有舒缓镇定、催眠的作用，还可以防治妇科病、关节炎、风湿等。但女性怀孕期间不宜香熏，否则对胎儿有刺激作用，可导致流产。

药枕就是利用这种原理来养生保健，防病治病的。

四、解密马王堆药枕养生秘诀

药枕治病理何在

中医认为，头为诸阳之会、精明之府，气血皆上聚于头部，头与全身经络密切相关。使用药枕可以使药物直接作用于头部，从而治病祛邪、平衡气血、调节阴阳。药理研究证明，某些芳香性药物的挥发成分有祛痰定惊、开窍醒脑、扩张周围血管的作用。利用药物的挥发性及其所形成的药理环境对使用者形成良性刺激，充分发挥药物治疗、经络调节和生物全息疗法的综合优点，进而激发经气、疏通经络、调气养血、开窍醒目，促使阴阳平衡，使机体内外上下协调统一，从而达到防病治病、保健益寿的目的。

药枕疗法的治病原理主要有如下几个方面。

1. 经络调节 经络是沟通人体内外上下表里组织的通路，既能联系脏腑组织器官、四肢百骸，使之保持高度的协调、平衡与统一，又能运行气血，濡养、温煦机体内外的组织器官，从而发挥其内养正气、外御邪气、维护机体内外环境相对稳定的作用。不仅大部分经络在颈项部位循行经过，而且.还有许多腧穴在此部分布，因此颈项与全身经络密切相关。药枕疗法就是利用机械和药物等多种刺激，激发颈项部位经络之气，促进感传，促使经络疏通，气血流畅，从而补虚泻实，调理气机，使人体"九候若一"，达到防病保健之目的。

2. 血管神经调节 头颈部位分布着丰富的血管和神经。药枕直接作用于颈部的皮肤感受器和神经干，可以使之处于活跃、兴奋或抑制状态，从而调节血管和神经，改善局部微循环，使血流加快，肌肉松弛，神经得到调节，进而使机体内环境保持相对稳定。

3. 药物作用 药枕疗法不仅具有机械刺激的治疗作用，它所使用的药物可通过芳香挥发而直接作用于官窍、皮肤等，渗入血脉之中，沿血循而达病所，从而发挥防病治病的作用。如药枕中许多药物含大最挥发油或磁性成分，可直接作用于局部皮肤黏膜，起到消炎杀菌、镇静止痛、扩张血管、醒神健脑等作用。

此外，药枕疗法还能改变病人身心状态和居处的环境，起到良性的心理调节作用。还可通过提高机体免疫力、调节内分泌等功能，起到综合调整作用。

小小药枕好处多

药枕之所以流传至今，经久不衰，深受广大群众的欢迎和医务界人士的重视，主要因其有以下优点。

1. 方法简便，容易推广使用 药枕疗法的制作、施治方法等都极其简便，只要在医护人员的指导下，辨证选用相应的药物，略经加工，即能按要求加以制作。既可在医疗单位使用，也可在家庭中自疗。

2. 经济实惠，可最大限度节约药材　药枕中虽然药量甚多，但使用起来少则数月，多则年余，平均起来每日用药量甚少。这不仅减轻了病人因中药饮片昂贵、煎药费时耗能等带来的经济负担，而且还节省药材，解决了一部分中药来源紧缺的大难题。有些病人还可因物施枕，如炒盐枕、黑豆枕等，这些物品均属家庭常备之物，探囊可取。

3. 施治广泛，疗效可靠　千百年来，前人为我们积累了丰富的枕疗实践经验，内科、外科、妇科、儿科、骨科、皮肤科、五官科等方面很多的临床病症均可辨证使用枕疗。同时，对于老幼体弱之人攻补难施之时，或暂时禁服药物者，或服用药物有困难者，尤为适宜。

4. 使用安全　药枕疗法属外治范畴，药物没有直接接触人体，因而较其他疗法安全可靠。个别病人在使用过程中曾发现因药物刺激，血管过度扩张而出现头胀头痛，也有些病人曾发生皮肤过敏反应，但一经停枕可很快消失。

当然，药枕疗法也有许多局限性，如针对性差，起效速度相对缓慢等等。一般来说，药枕疗法主要在于预防，在治病方面主要用于辅助治疗，给病人制造一个良好的环境和氛围，可稳定和加速疾病的康复，防止疾病复发。

你适合药枕疗法吗

药枕多选用芳香温通、活血化瘀类中药，或制成硬枕，刺激经络或腧穴，以激发经络之气，促进感传，起到疏通经络、调畅气血等作用。适用于各种经络郁滞、气血不通、瘀血内停所导致的疾病。如颈椎病、心脑血管病及各种痛症等。

药枕疗法可以调节微循环，提高机体的免疫机能，维护机体内环境的稳定；同时可纠正内分泌紊乱，抗老防衰，延年益寿，可用于各种慢性虚损性疾病以及神经性疾病、癌症的放射治疗、化学药物治疗后的体质虚弱，以及各种保健。

药枕疗法大多选用气味芳香和矿石类药物，芳香即能除秽开窍，"一窍开则百窍皆开"，气机得以通调，诸病得以调治；矿石之品多属镇坠，含有磁性成分，能够调节神经，养脑益智，消除脑疲劳。故五官科疾病、神经衰弱及脑力劳动者的防病保健尤为适宜。

药枕小贴士

1. 药枕疗法主要用于与头目及面部有关的疾病。

2. 药枕疗法是缓缓调理人体生理平衡，见效较慢，一般需长年使用，所以使用时应有耐心，坚持应用才能获效。

3. 药枕中的药物必须保持干燥，但不宜曝晒。

专家建议

1. 高枕并非就无忧，一般来说枕高以 10 ～ 15 厘米较为合适，具体尺寸还要因每个人的颈部生理曲度而定。

2. 枕头的硬度要适中，一般荞麦皮、谷糠、蒲棒枕都是比较好的选择。

3. 枕头的长度正常情况下最好比肩膀要宽一些。不要睡太小的枕头，因为一旦翻身，枕头就无法支撑颈部，会影响睡眠时的安全感。

4. 枕芯要有柔软感和较好的弹性、透气性、防潮性等。

五、常见病的药枕防治法

失眠

失眠又称不寐，不得眠，目不暝。系指由于心神不宁引起的，以经常不能获得正常睡眠为特征的一种常见病。主要表现为正常睡眠规律的改变。轻者入睡困难，或有寐易醒，或醒后不能再寐，或时寐时醒；严重者彻夜难以入睡，多伴有头晕乏力，胸闷气短，精神委顿，体力不支等。

西医学的神经衰弱、更年期综合征、甲状腺功能亢进、低血压、贫血等引起的不寐，均可按此病论治。

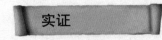

实证

1. 肝郁化火

临床表现：失眠多梦，性情急躁易怒，胸闷，善太息，食少纳呆，口苦目赤，口渴喜冷饮，便干尿黄，舌红苔黄燥，脉弦数。

治疗原则：疏肝解郁，泻火安神。

药枕选方：

（1）益神枕

【药物组成】绿豆衣、橘叶、龙胆草、桑叶、地骨皮、菊花、草决明各150克。

【制作方法】上药一起烘干，共研细末，装入枕芯，制成药枕。

【使用方法】令病人枕之。

【注意事项】节情志。

（2）清肝枕

【药物组成】杭菊花500克，冬桑叶500克，野菊花500克，辛夷500克，薄荷200克，红花100克，冰片50克。

【制作方法】上药除冰片外，烘干，共研细末，兑入冰片和匀，纱布包裹，装入枕芯，制成药枕。

【使用方法】令病人枕之。

【注意事项】每日不少于6小时，3个月为1个疗程。出现头昏、气呛者可减少枕治时间。

2. 痰热内扰

临床表现：多梦易醒，或难以入寐，头重头昏，痰多胸闷，心烦口苦，厌食恶心，舌红苔黄腻，脉滑数。

治疗原则：化痰清热，理中安神。

药枕选方：

（1）化痰怡神枕

【药物组成】青礞石 1000 克，天竺黄 300 克，石菖蒲 200 克，郁金 200 克，明矾 500 克，栀子 200 克，藿香 200 克。

【制作方法】先将明矾打碎，余药一起烘干，共研粗末，混匀、装入枕芯，制成药枕。

【使用方法】令病人枕之。

【注意事项】禁食肥甘油腻等生痰动风之品。

（2）神经衰弱枕

【药物组成】石菖蒲 500 克，侧柏叶 400 克，合欢 500 克。

【制作方法】上药一起烘干，共研细末，装入枕芯，制成药枕。

【使用方法】令病人枕之。

虚证

1. 阴虚火旺

临床表现：心烦不寐，睡而易醒，心悸不安，头晕耳鸣，五心烦热，梦交遗精，晨起咽干，腰酸腿软，舌红少津苔少，脉细数。

治疗原则：滋阴降火，养心安神。

药枕选方：

（1）灯芯枕

【物药组成】灯芯草 450 克。

【制作方法】灯芯草烘干，研成粗末，装入枕芯，制成药枕。

【使用方法】令病人睡卧时枕之。

（2）蒸大豆枕

【药物组成】大豆 2000 克。

【制作方法】将大豆置于汽锅内熏蒸 10 分钟，待豆变色，取出，装入枕芯。

【使用方法】趁热，令病人枕之，冷复易。

【资料来源】《肘后备急方》。

2. 心脾两虚

临床表现：多梦易醒，醒而难寐，头晕心悸，神疲乏力，面色少华，食纳乏味，舌淡苔白，脉细弱。

治疗原则：补益心脾，养血安神。

药枕选方：当归枕。

【药物组成】当归 1200 克，甘松 500 克，黄芪 1000 克，白术 500 克，茯苓 500 克，熟地黄 500 克，仙鹤草 500 克，大枣 200 克，葛根 100 克。

【制作方法】将上药分别烘干，研成粗末，混匀，装入枕芯，制成药枕。

【使用方法】令病人枕之。

【注意事项】坚持枕疗 3 个月。

3. 心胆气虚

临床表现：难以入寐，或寐而易醒，噩梦频作，心惊胆怯，如人将捕之，善惊易恐，喜太息，神疲乏力，舌淡苔薄白，脉弦细。

治疗原则：强心壮胆，安神定志。

药枕选方：虎头枕。

【药物组成】虎头骨 1 个。

【制作方法】将虎头骨制成枕状，可供病人枕之，外包棉布 1 层。

【使用方法】令病人枕之。

【注意事项】虎头骨难得，可用牛、马、狗、猫之头骨代替。

【资料来源】《肘后备急方》。

头痛

头痛是以头的局部或整个头部发生疼痛为主症的常见病证。主要表现为头部的疼痛，或胀痛或刺痛，或昏或重，多伴恶心、心烦、失眠、焦虑等。

西医的血管神经性头痛，高血压，更年期综合征，神经衰弱，脑动脉硬化症等引起的头痛均可按此辨治。

1. 风寒头痛

临床表现：头痛时作，牵及项背，恶风寒，无汗，不渴，每遇风寒即发，舌淡苔薄白，脉多浮紧。

治疗原则：疏风散寒，活络止痛。

药枕选方：吴茱萸枕。

【药物组成】吴茱萸叶 2000 克。

【制作方法】将吴茱萸叶蒸热，装入枕芯，亦可将吴茱萸用棉布包裹，做成药枕。

【使用方法】令病人枕之。

【注意事项】药枕对准风府、风池穴尤佳。

【资料来源】《本草纲目》。

2. 风热头痛

临床表现：头闷胀痛，甚至头痛如破难忍，恶风发热，面红目赤，咽喉肿痛，口渴喜饮，便干溲赤，舌红苔薄黄，脉浮数，或弦数。

治疗原则：疏风清热，透络止痛。

药枕选方：药枕方。

【药物组成】蔓荆子 100 克，菊花 100 克，细辛 75 克，香白芷 75 克，川芎 75 克，白术 50 克，通草 100 克，藁本 75 克，石菖蒲 100 克，黑豆 150 克，羚羊角 10 克，犀角 5 克。

【制作方法】将羚羊角、犀角刿成粗末。余药一起烘干，研成粗末，诸药混匀。装入枕芯，制成药枕。

【使用方法】令病人侧卧枕之。

【注意事项】犀角昂贵且药源紧缺，可以水牛角代替。

【资料来源】《审视瑶函》。

3. 风湿头痛

临床表现：头痛昏沉如裹，阴雨天加剧，胸闷纳呆，肢体沉重，恶风鼻塞，语音重浊，或便溏，苔白厚腻、脉沉濡。

治疗原则：祛风胜湿，透络止痛。

药枕选方：祛风胜湿枕。

【药物组成】羌活 250 克，川芎 200 克，白芷 200 克，藿香 150 克，蔓荆子 100 克，荆芥 150 克，苍术 150 克，细辛 100 克。

【制作方法】上药一起烘干，共研粗末，装入枕芯，制成药枕。

【使用方法】令病人枕于项背之下。

4. 肝阳头痛

临床表现：头部胀痛，眩晕耳鸣，心烦善怒，面赤口苦，失眠多梦，或胁痛便干，苔薄黄，脉弦数有力。

治疗原则：平肝潜阳。

药枕选方：

（1）决明枕

【药物组成】石决明 1500 克，草决明 1500 克。

【制作方法】将上药烘干，共研粗末，装入枕芯，制成药枕。

【使用方法】令病人枕之。

【资料来源】《理瀹骈文》。

（2）清肝枕

见"失眠"。

5. 肾虚头痛

临床表现：头中空痛，眩晕耳鸣，腰酸腿软，神疲乏力，少寐多梦，遗精带下，舌淡少苔，脉沉虚无力。

治疗原则：补肾生精。

药枕选方：黑豆枕。

【药物组成】黑大豆 2000 克。

【制作方法】将黑大豆蒸熟，使豆变色，再用棉布或纱布包裹，装入枕芯，制成药枕。

【使用方法】令病人枕之。

【资料来源】《本草纲目》。

6. 血虚头痛

临床表现：头痛目晕，面色少华，心悸不宁，神疲乏力，唇甲色淡，舌淡，脉细弱无力。

治疗原则：养血，活血，止痛。

药枕选方：丹参枕。

【药物组成】丹参 1000 克，川芎 200 克，当归 200 克，桑椹子 200 克，冰片 10 克。

【制作方法】上药除冰片外，一起烘干，研成粗末，兑入冰片，和匀，装入枕芯，制成药枕。

【使用方法】令病人枕之。

7. 痰浊头痛

临床表现：头痛昏蒙，胸脘满闷，呕恶痰涎，或耳鸣，苔白厚腻，脉弦滑。

治疗方法：化痰通络，降逆和胃。

药枕选方：菖蒲枕。

【药物组成】菖蒲 2000 克。

【制作方法】将菖蒲烘干，研成粗末，装入枕芯，制成药枕。

【使用方法】令病人枕之。

【注意事项】菖蒲选石菖蒲为优。

8. 瘀血头痛

临床表现：头痛久治不愈，痛处不移，胀闷不适或刺痛如锥，每于气候变化时加剧，或有外伤史，唇舌紫黯，舌下系带多瘀紫怒张，脉弦涩。

治疗原则：活血止痛。

药枕选方：

（1）桃叶枕

【药物组成】桃树叶 2000 克。

【制作方法】将桃树叶烘干，搓成粗末，装入枕芯，制成药枕。

【使用方法】令病人枕之。

【资料来源】《理瀹骈文》。

（2）活络通经枕

【药物组成】当归、羌活、藁本、炙川乌、黑附片、川芎、赤芍、红花、广地龙、广血竭、灯芯草、石菖蒲、桂枝、细辛、紫丹参、莱菔子、威灵仙、防风各 300 克，乳香、没药各 200 克，冰片 20 克。

【制作方法】上药除冰片外，一起烘干，共研粗末，兑入冰片，和匀，装入枕芯，制成药枕。

【使用方法】令病人枕于项下。

颈椎病

颈椎病系指颈部肌肉劳损，颈椎骨质增生，颈项韧带钙化，颈椎间盘萎缩、退化等改变，造成颈部的神经、血管或脊髓发生异常改变，引起相应的临床表现。主要有颈项酸楚不适，僵硬疼痛，活动不利，颈、肩、上肢发麻疼痛，提物尤甚，或颈部转侧、活动时明显。头晕目眩，偏头痛，甚或猝倒发作，或胸闷心慌，或四肢活动不利。转颈、仰颈、侧颈及前斜角肌试验呈阳性反应。

治疗原则：活血通络，补肾升清，强壮筋骨。

药枕选方：

（1）**活络通经枕**

见"头痛"。

（2）**颈椎康复枕**

【药物组成】丹参 500 克，郁金 400 克，石菖蒲 500 克，葛根 500 克，当归 500 克，土鳖虫 100 克，骨碎补 400 克，补骨脂 500 克，附子 500 克，威灵仙 200 克，明矾 500 克，巴戟天 500 克，元胡 300 克，合欢 300 克，冰片 20 克。

【制作方法】上药除冰片外，分别烘干，共研细末，兑入冰片，和匀，装入枕芯，制成药枕。

【使用方法】令病人枕之。

【注意事项】病人仰卧枕之。

（3）**葛根升清枕**

【药物组成】葛根 1000 克，人参叶 500 克，黄精 500 克，生白术 500 克，巴戟天 200 克，升麻 100 克。

【制作方法】将上药分别烘干，研成粗末，混匀，装入枕芯，制成药枕。

【使用方法】令病人枕之。

【注意事项】采取口吸鼻呼法呼吸疗效更好。

（4）**磁石冰片枕**

【药物组成】磁石 1000 克，生铁落 500 克，冰片 20 克，丹皮 500 克，夏枯草 500 克。

【制作方法】先将磁石、生铁落打碎，牡丹皮、夏枯草一起烘干，共研细末，兑入冰片，共和匀，装入枕芯，制成药枕。

【使用方法】令病人侧卧枕之。

【注意事项】个别病人枕后有头胀痛，需减少药枕治疗时间，并要令病人耐心坚持枕疗 3 个月。

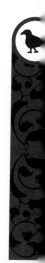

（5）**血瘀落枕方**

【药物组成】川芎、羌活、独活、丹参、急性子、玫瑰花、元胡、晚蚕砂各200克。

【制作方法】上药分别烘干，共研细末，和匀，装入枕芯，制成药枕。

【使用方法】令病人枕于患侧。

【注意事项】本枕用于治落枕时适用于反复发作者。

（6）**风寒落枕方**

【药物组成】细辛300克，白芷500克，川芎400克，羌活400克，独活600克，石菖蒲200克，晚蚕砂300克。

【制作方法】上药分别烘干，共研粗末，混匀，装入枕芯，制成药枕。

【使用方法】令病人枕于患侧。

【注意事项】本枕适用于外感风寒湿邪的病人。

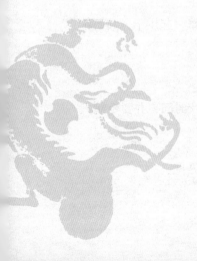

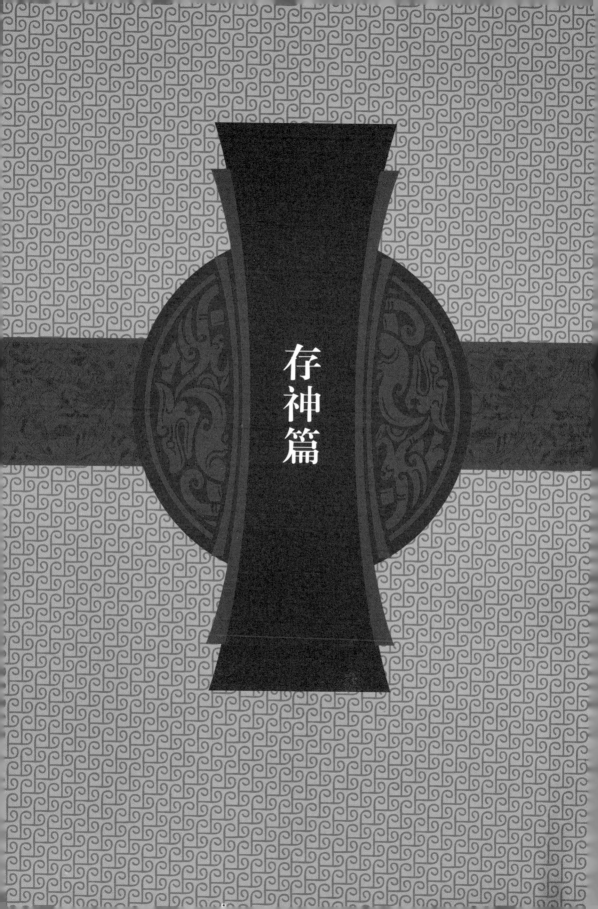

存神篇

第十四讲
人与自然

有一档电视节目叫作《人与自然》(Human and Nature)，对大家来说并不陌生。它以"讴歌生命，关注环境"为宗旨，主要介绍各种动植物、自然知识以及探索人与自然之间的相互影响、相互作用，极富欣赏性、知识性、趣味性，有着众多的忠实观众……

既然大家对人与自然那么关注，那么我们就从养生的角度继续关注"人与自然"这个命题，关注这个早在2200多年前的马王堆古医书中就有记载的古老命题。

一、我们从自然来

关于人与自然的关系，马王堆古医书《十问》中有这样几段论述："黄帝问于天师曰：万物何得而行？草木何得而长？日月何得而明？天师曰：尔察天地之情，阴阳为正，万物失之而不继，得之而赢。"这是讲万物与天地阴阳的关系。万物的运动变化，花草树木的生长，太阳和月亮能放光明，都是以天地阴阳为准则。如果违背这个规律，万物就不能生存、繁衍，适应这个规律就能兴旺地发展起来。

人是万物之一，人的生长、善恶、寿夭与自然之间又是怎样一种关系呢？《十问》中说："容成合（答）曰：君若欲寿，则顺察天地之道。天气月尽月盈，故能长生。地气岁有寒暑，险易相取，故地久而不腐。君必察天地之请（情），而行之以身。有征可智（知），间虽圣人，非其所能，唯道者智（知）之。天地之至精，生于无征，长于无刑（形），成于无（体），得者寿长，失者夭死。"这里描述了一幅人与自然息息相关的生动画面，人要健康长寿，就必须了解天地自然的变化规律。月有阴晴圆缺，所以能够长生；气候有严寒酷暑，地势有高低不平，所以大地能够永世长存而不腐烂。然而自然规律无征可见，也无一定的形状体态，只有通晓自然规律，按规律办就长寿，不按规律办就短命夭折。

这些可以讲是有关"天人相应"的最早记录。随着文明的进步，人们对这个命题也有着更深、更详细的认识。

《素问·宝命全形论》曰："人以天地之气生，四时之法成。"《素问·六节藏象论》云："天食人以五气，地食人以五味。"这些都说明人体要靠天地之气提供的物质条件而获得生存，同时还要适应四时阴阳的变化规律，才能发育成长。正如张景岳所说："春应肝而养生，夏应心而养长，长夏应脾而养化，秋应肺而养收，冬应肾而养藏。"说明人体五脏的生理活动必须适应四时阴阳的变化，才能与外界环境保持协调平衡。这与现代认为生命产生的条件正是天地间物质与能量相互作用的结果的看法是基本一致的。人类需要摄取饮食、呼吸空气，与大自然进行物质交换，从而维持正常的新陈代谢活动。

《老子》中也说："道大，天大，地大，人亦大，而人居其一焉。"人是大自然的产物，同大自然是密不可分的。所以，人们养生就是使自己融入大自然之中。

什么是人与自然，总的归纳起来，主要有以下两点。

人以天地之气生

通俗地讲，"人以天地之气生"就是说人类的生命起源于天、地、日、月，主要还是太阳的火和地球的水，一切生物归根到底依赖于太阳的光和热。试想一下，如果没有了光和热，地球上还会有生命发生和存在吗？恩格斯说过："我们的地球本身也只是由于有太阳热才得以生存下去……如果没有太阳所放射到我们这里的排斥运动，地球上的一切运动都一定会停止。"(《自然辩证法》）我们日常吃的食物，直接或间接来源于植物，用的燃料也来源于植物，而植物的能量都来自太阳，所以没有太阳，就没有地球上的生命。

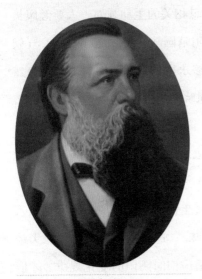

恩格斯

同时，万物生长也离不开地球，因为这是我们共同的家。地球通过散热降温，形成地壳；利用自身引力吸引空气；形成大量的水蒸气，降为雨水……有了这些条件，才有产生命的可能。

中医学认为"天地气交，万物华实"。这就是说，即使有太阳之阳，地球之阴，但二者不相交转化，任何生命现象也是不可能的。对此，《灵枢·本神》高度概括说："天之在我者德也，地之在我者气也，德流气薄而生者也。"这里的德流气薄，就是天地气交，只有如此，生命现象才有出现的可能。这样也就清楚了别的行星上为什么没有生命的现象。

因为生命机体的生存起码有三个条件：第一，要有适当的温度，温度过高或过低，都不可能有生物存在。行星距太阳太近则太热，太远则太冷。第二，要有水分。因为生物体绝大部分蛋白质是存在于水溶液里，如果缺水就会使生物的生活机能停止或者死亡。第三，要有成分适当的大气。氧和二氧化碳是生命活动必需的气体。只有地

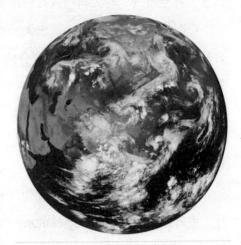

地球

球与太阳处于现在的动态关系，绝大部分地面比较适中而均匀地接受太阳能，造成一种"阴阳相错""天地气交"的局面，于是在适当的光热、温度、空气等条件下，生命就由此变生出来了。由此可见，中医学对生命起源的学说，从其根本观点来说，是朴素的唯物主义和自发的辩证法。它认为天地水火是生命发生发展的物质根源，人虽是最高等的动物，但也不过是"物之一种"，从万物群生分化出来，都来自"天地合气"。

二、和自然交朋友

如何处理人与自然的关系，《十问》也给我们提供了很好的思路。"故善治气槫（抟）精者，以无征为积，精神泉益（溢），翕（吸）甘潞（露）以为积，饮榣（瑶）泉灵尊以为经，去恶好俗，神乃溜刑。翕（吸）气之道，必致之末，精生而不厥。尚（上）下皆精，塞（寒）温安生？息必探（深）而久，新气易守。宿气为老，新气为寿。"这告诉我们要按照自然变化规律，在没有征兆的情况下很自然地蓄积，吸引甘露，去恶好善，才能精神健旺。

《十问》还说："善治气者，使宿气夜散，新气朝最，以彻九徼（窍），而实六府。食气有禁，春辟（避）浊阳，夏辟（避）汤风，秋辟（避）霜（雾），冬辟（避）凌阴，必去四咎，乃榢（深）息以为寿。朝息之志，亓（其）出也（务）合于天，亓（其）入也楼（揆）坡（彼）闬（满），如臧（藏）于渊，则陈气日尽，而新气日盈，则刑（形）有云光。以精为充，故能久长。"通过呼吸吐纳，夜晚排除废气，早晨吸聚新鲜空气，春天避免浊阳之气，夏天防暑热之风，秋天避霜露，冬天防严寒之气。除尽陈废之气，盈满新鲜空气，使九窍通彻，六腑坚实，百脉充满，阴精复生，疾病不生，耳目聪明，皮肤光泽，使人能久立、远行，所以能长寿。

顺应自然的变化规律

简单地讲，其实就是四个字——"天人合一"，也可以说是"天人相应"。但是要真正做到可不是那么简单。这其实是对道家养生之道的继承，道教养生认为：上古真人能把握天地自然变化之机，掌握阴阳消长之要，吐故纳新，保养精气，精神内守，超然独立，肌肉形体永远不变，所以能与天地同寿，永无终结。这是因为契合养生之道，因而能够长生。上古真人有淳厚的道德，并懂得一套完整的养生方法，能应和于阴阳的变化，调适于四时气候的递迁，远离世俗的纷扰，聚精会神，悠游于天地之间，视听所及，达于八荒之外。这是一类能增益寿命而自强不息的人，可以归属于真人。

其次有称作圣人的，安处于天地间的和气，顺合于八风的变化，让自己的嗜欲喜好同于世俗，也就不会产生恼恨的情绪。行为并不脱离世俗，但举动又不受嗜欲牵制。在外不使形体过度劳累，在内不让思想有所负担，务求精神安逸愉悦，以悠然自得为己功，形体不会衰惫，精神不会耗散，也可以活到 100 岁。

还有一些人，以天地为法则，观察日月的运行，分辨星辰的位置，顺从阴阳的消长，根据四时气候的变化来调养身体，希望追随上古真人，以求符合于养生之道。这样，也能够使寿命延长到一定的限度。

排除一些神秘主义色彩的东西后，我们宁愿相信这些观点是我们所想要表达的理念，即使这里包含了养生上的"乌托邦"。

懂得包容

因为影响人体健康的因素不仅有已为人知的，而且也有还不为人知的。天人合一养生的根本原则就是顺应天地自然和人体自然规律。天地自然的变化很多是全新的，如近年来环境污染问题带来的一系列影响、太阳黑子活动对地球生物的影响、遗传基因变异所带来的新的生长成分等等。如果还用既有的办法对待新的变化，显然不能达到"合一"的目的。因而，必须对养生之道新的探索成果具有很强的包容性，凡事都没有绝对，任何正确的方法都是相对的，在一定范围之内的，即使是同样的病症，也可能要开出不同的处方。哲学上即是辩证地、发展地、联系地看待问题，文章之道称"有法无法而之为有法"，兵法里讲"水无常形"。因而，医学里更要讲包容，养生之道亦是如此，天人合一养生术只不过在包容中要依据"顺应天地自然变化及人体自然规律的原则"，只要符合于此，均不排斥。

三、跟着自然变——谈四季养生

春季

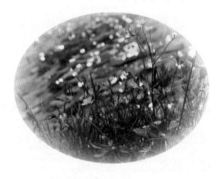

"竹外桃花三两枝，春江水暖鸭先知。萎蒿满地芦芽短，正是河豚欲上时。"春天是个充满生机的季节：微微的东南风轻轻吹拂过来，吹散了冬季的严寒，冰雪融化、种子发芽，草原重新披上了绿装，燕子飞回来了，枝上小鸟也发出了欢快的嚷叫……正如《素问·四气调神大论》中所指出的："春三月，此谓发陈，天地俱生，万物以荣"，春三月，即指农历正月到三月，按节气当从立春日始至立夏前1天止。这个时期，自然界的阳气逐日上升，而阴气逐渐下降，天地之气温和。阳主升发，所以自然界万物开始生长发育，推陈布新，各陈其姿容，因而呈现于自然界是一派生机勃勃、欣欣向荣的景象。下面我们来谈谈春季养生要注意的方面。

1. 情志方面

中医学以为肝气旺于春，在五行属木，喜条达，恶郁结，在志为怒。此时要适应春生之气，调适心情，保持恬静、愉悦、舒畅的状态，避免恼怒或生闷气，使肝气保持条达，肝的功能才能保持正常，同时也能适应春季的气候变化。"春宜养肝"的道理就在于此。

2. 起居方面

春三月，肝木当令，阳气上升发散，万物萌生，所以在养生时应注重养少阳春生之气，当"夜卧早起，广步于庭，被发缓形，以使志生。"此季应控制睡眠时间，按时就寝，并早点起床，起床后宜披开束发，放宽衣带，使形体舒缓，在庭院中缓缓散步，这样可以使精神情志得以舒畅条达。

3. 饮食方面

春季由于人体阳气处于上升状态，容易"上火"，因此在饮食上宜清淡少辛辣，多用食青菜、野菜、水果等清凉滋润的食物来平衡体内阴阳。

4. 春季防病

春天，"百草回芽，百病易发"，外感病特别多发，流感、流脑等传染病也多发在春季。预防此类疾病除了需要注意日常起居卫生外，适当选用一些中草药煎服也是很有效的办法。其中最为理想的当属大青叶、板蓝根，将其煎水代茶饮，可有效预防春季传染病。

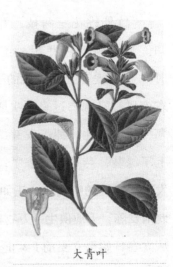

大青叶

总之，春三月自然界的阳气开始上升，阴寒之气下降，春阳上升发散，各种生物生机勃勃，因而人也应顺应这种自然气候变化的特点，才不致使初生之阳受损，从而达到防病抗衰之目的。

夏季

夏三月，即指农历四月至六月，按节气当从立夏日始至立秋前1日止。这个时期天阳下济，地热上蒸，艳阳普照，雨水充沛，天地之气上下交合，正是万物繁茂秀美的季节。《素问·四气调神大论》说："夏三月，此谓蕃秀，天地气交，万物华实。"此时也是人体新陈代谢最为旺盛的时期，腠理开张，阳气外发，伏阴在内，需要注意养阳防病。

1. 情志方面

夏属火，与五脏中的心相应，所以在赤日炎炎的夏季要重视心神的调养。心主神明，为君主之官。养心，意即养性。《素问·四气调神大论》说："无厌于日，使志无怒，使华英成秀，使气得泄。"就是要神清气和，胸怀宽阔，精神饱满，欢乐舒畅，使肌肤腠理畅通，阳气宣泄。

夏季自然界阳气极度旺盛，各种生物生长繁茂，人应顺应这种自然气候变化的特点，才不致使体内阳气内郁而发生病变，从而达到健康长寿之目的。

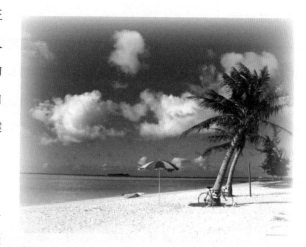

2. 起居方面

夏季气候炎热，阳气旺盛，人体消耗增大，往往表现出精神不振，反应迟钝，注意力难以集中。此时要注意保持有规律的生活节奏，做到"夜卧早起"。因为夏日白昼最长，黑夜最短，所以应当晚些入睡，早些起床，使精神像植物开花结果一样饱满充实，保持肌肤腠理畅通，使体内阳气不断得到宣泄。

3. 饮食方面

当夏之时，人体气血趋向体表，消化功能相对较弱，食养应着眼于清热消暑、健脾益气。饮食宜选清淡爽口、少油腻、易消化的食物，不可因气候炎热而贪凉饮冷，同时应适当选用具有酸味或辛香味的食物来增强食欲。

4. 夏季防病

夏季酷热多雨，暑湿之气易乘虚而入，可导致疰夏和中暑。疰夏主要表现为胸闷、胃纳欠佳、四肢无力、精神萎靡、大便稀薄、微热嗜睡、汗多、日渐消瘦，此时表明胃肠消化吸收功能减弱，减轻胃肠负担是预防疰夏的主要环节。中暑是高温环境引起的人体一系列的生理、病理反应。预防疰夏和中暑要采取综合措施，如科学安排工作学习时间，做到劳逸结合，防止在烈日下过度曝晒，注意室内降温，保证睡眠，注意饮食。另外，盛夏细菌繁殖迅速，食物极易被污染，因而容易引发肠胃系统的疾病。所以夏季要格外注意食品卫生。

另外，夏季对于一些每逢冬季发作的阳虚型慢性病来说，是最佳的防治时机，即所谓"冬病夏治"。它的基本思想是借助自然界阳气的旺盛，人体阳气也随之渐达旺盛，体内寒凝之气易解。对阳虚患者用补阳之药，可以更好地发挥扶阳祛寒的治疗目的，同时也为秋冬储备阳气，冬季则不易被严寒所伤。这也正合"春夏养阳"之意。

秋季

秋季包括立秋、处暑、白露、秋分、寒露、霜降六个节气，是由热转凉，再由凉转寒的季节。初秋时，由于盛夏暑气未消，秋阳肆虐，气温仍然较高，加上时有阴雨绵绵，湿气较重，天气以湿热并重为特点，故有"秋老虎"的说法。但在秋分、寒露、霜降的 45 天里，雨水渐少，天气变得干燥，昼热夜凉，气候寒热多变，身体一旦不适，就易伤风感冒，所以有"多事之秋"的说法。人体的生理活动要适应自然环境变化，从"夏长"到"秋收"是自然界阴阳的变化，根据"天人合一"的道理，人体内阴阳也随之由"长"到"收"而发生改变，因此秋季应注意保养内守之阴气。因此养生保健不能离开"养收"这一原则。

1. 情志调养

秋，内应于肺，肺在志为忧，悲忧最易伤肺；反之，肺气虚时，机体对外界不良刺激的抵抗、耐受性下降，也易生悲忧之情。秋季天高气爽，碧空如洗，是宜人的季节，但气候渐转干燥，日照减少，气温渐降，对人体仍带来一定影响。一般来说，秋季时人的情绪不太稳定，易烦躁，也易悲秋伤感，尤其是身临花木凋零的深秋，常使人触景生情，容易在心中引发萧条、凄凉之感。因此，秋季养生首先要培养乐观的情绪。我们虽然经历了万木凋零的萧条，但同样能享受金风送爽、万物成熟、硕果累累的喜悦。为此，保持神志安宁，减缓秋季肃杀之气对人体的影响，收敛神气，就是精神调养的方法。

金秋是旅游的大好季节，九月九的重阳节就是我国古代流传下来的"旅游节日"，登高远眺，饱览奇景，有心旷神怡之感。秋天应积极参加一些力所能及的活动，保持适当的体育锻炼，同时进行一些内养功锻炼，都会有良好的安神定志的作用。

2. 起居调养

秋季，炎热已渐渐接近尾声，此时早晚温度低，白天气温高，气候变化无常，常常是"一天有四季，十里不同天"。在这样的季节里，特别要注意应随天气调整穿衣，防止感冒；同时应注意起居卫生，加强体育锻炼，适当的"春捂秋冻"，能减少感冒的发病机会。秋季显著气候特征为干燥，空气的湿度小，汗液蒸发得很快，人们往往感到皮肤紧绷绷的，皱纹增多，口干咽燥，毛发枯而无光泽，大便易秘结等，这种现象就是人们所说的"秋燥"。秋燥还易引起一些旧病复发，如支气管炎等。同时，人体对秋燥的反应与人的体质有关，预防秋燥的最好方法是增强体质。首先要保证充足的睡眠。古人说，秋季要"早卧早起，与鸡俱兴"。早卧，以顺应阴精的收藏，以养"收"气；早起，以顺应阳气的舒长，使肺气得以舒展。脑血栓等缺血性疾病在秋季发病率较高，发病时间多在长时间睡眠的后期，这是因为脑血管中血流速度减缓，血小板容易聚集形成血栓，因而秋季早起可减少血栓形成的机会，对预防脑梗死的发生有一定的意义。

秋季养生强调保证睡眠时间，是因为睡眠有很好的养生作用。《十问》中说："夫卧非徒生民之事也，举凫、雁、肃霜（鹔鹴）、蛇檀（鳝）、龟鳖、耎（蠕）动之徒，胥（须）食而生者，胥卧而成也……故一昔（夕）不卧，百日不复。"可见不但人需要睡眠，任何生物都离不开睡眠。也就是说没有正常的睡眠，就不能很好地维持正常的生命活动。

老年人在此季节仍要坚持午睡的好习惯。随着年龄的增长，老年人气血俱亏，会出现昼不寝、夜不眠的少寝现象。古代养生家说："少寝乃老人之大患"，要求老年人"遇有睡意则就枕"。古人在睡眠养生法中还强调了午觉的重要性，认为子午之时阴阳交接，盛极而衰，体内气血阴阳失衡，必须静卧，以候气复。研究发现，夜间 0 ～ 4 时体内各器官的功能都降至最低点；中午 12 ～ 13 时是人体交感神经最疲劳的时间。因此，老年人在加强睡眠的同时，除了应该早起早睡以外，午休千万不可少。午休时间最好在中午 12 ～ 13 时之间。

3. 饮食调养

秋季的膳食食谱应贯彻"少辛增酸"的原则，酸味收敛肺气，辛味发散泄肺。秋天宜收不宜散，所以要尽量少吃葱、姜、蒜、韭、椒等辛味之品，多一点酸味果蔬。秋燥易伤津液，故饮食还要以防燥护阴、滋阴润肺为基本准则。《饮膳正要》中说："秋气燥，宜食麻以润其燥，禁寒饮。"多吃芝麻、核桃、糯米、蜂蜜、乳品、甘蔗等可以起到滋阴润肺养血的作用；其次要多食新鲜蔬菜和水果，因为多数蔬菜、水果有生津润燥、清热通使之功效。预防秋燥的方法很多，还可以选用一些宣肺化痰、滋阴益气的中药，如沙参、西洋参、百合、杏仁、川贝母、生地黄等，对缓解秋燥多有良效。对普通大众来说，通过食疗预防秋燥方为上策。下面介绍几味方便易行的食疗方。

① **生地黄粥**

配方：生地黄（鲜品）25 克，大米 75 克，白糖少许。

做法：生地黄洗净切成细丝后，用适量清水在火上煮沸约 30 分钟后，滗出汁，再煮一次，两次药液合并浓缩后，备用。将大米洗净煮成白粥，趁热加入生地汁，搅匀，食用时加入适量白糖调味即可。

功效：滋阴益胃、凉血生津。本方还可作肺结核、糖尿病患者之膳食。

② **芝麻黑豆泥鳅**

配料：泥鳅 500 克，黑豆、黑芝麻各 50 克，陈皮 1/4 个。

做法：将黑豆、黑芝麻洗净，沥干水分；将泥鳅剥净用精盐腌片刻，漂洗干净，再用开水焯过，捞起，冲洗干净，沥干水分；陈皮浸软，洗干净；烧锅下油，将泥鳅两边煎至微黄，盛起；将清水加入汤煲内烧开，再加入全部材料，煮开后改为小火煮约 3 小时，加入调味品即可。

功效：此方可治由营养不良所致的发枯发黄症。

③ **莲子百合煲**

配方：莲子、百合各 30 克，猪瘦肉 200 克。

做法：莲子、百合水泡 30 分钟，瘦肉洗净，置于凉水锅中烧开，用水焯一下捞出。锅内重新放清水，将莲子、百合、瘦肉一同入锅，煮沸后加入调味品即可。

功效：清肺润燥止咳，适用于慢性支气管炎患者。

4. 运动调养

金秋时节，天高气爽，是开展各项运动锻炼的好时期，不同年龄的人可选择不同的锻炼项目。青年人可选择打球、爬山、冷水浴等，中老年人可选择打太极拳、跳舞、爬山、散步等。随天气渐冷，运动量可适当增加，到严冬来临时体质会有明显提高。在运动锻炼的同时，还可做一些"静功"锻炼，以达到养神强身之功效。

5. 秋季防病

初秋是痢疾等肠胃系统疾病的多发时期。板蓝根、马齿苋等煎剂对此可起到一定的防治作用。深秋时节，燥邪易伤人，预防秋燥应服用宣肺化痰、滋阴益气的中药，如人参、西洋参、沙参、百合、杏仁、川贝母等。

冬季

冬三月，即指农历十月至十二月，按节气，当从立冬之日起至立春前一日止。这一时期，天寒地冻，朔风凛冽，草木凋零，昆虫蛰伏，自然界的阴气极盛，阳气伏藏于地下，是一年之中最寒冷的季节。万物生机隐伏。《素问·四气调神大论》中说："冬三月，此为

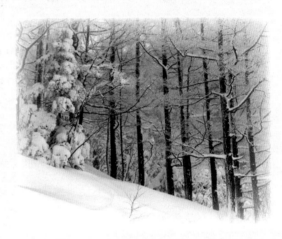

闭藏，水冰地坼，无扰乎阳。"人体阳气也潜藏于体内，阴精充盛，正是人体"养藏"的最好时机。

1. 情志方面

气温寒冷、日照短少的冬季确实会使人的情绪处于低落状态。但冬月闭藏之时更应保持心绪安静自如。《素问·四气调神大论》所谓"使志若伏若匿，若有私意，若已有得"。

2. 起居方面

冬三月，肾水当令，自然界阴寒极甚，阳和之气藏于地下，万物深伏潜藏。所以，在养生方面应当养太阴冬藏之气，作息应当"早卧晚起，必待日光"。也就是说，要顺应冬季自然界昼短夜长的规律，保证充足的睡眠时间，以利于阳气潜藏，阴精积蓄。待日出而作，可避寒就暖，使人体阴平阳秘。

此外，室内要保持适当温度，室温过低则耗伤阳气，易患感冒；反之，室温过高则腠理开泄，阳气不得潜藏，寒邪易于侵入。

3. 饮食方面

春、夏、秋三季，新陈代谢加速，特别夏季代谢亢进，伤津耗气，人体正需要补充精气。进入冬季，由于人体气血内聚，胃肠功能提高了，胃液分泌量增加，人们的食欲普遍旺盛，此时正是进补藏精的大好时机，也为来年的身体健康打下基础。饮食应当遵循"秋冬养阴""无扰乎阳"的原则，保阴潜阳。羊肉、胡萝卜、木耳、油菜等都是有益食品。

4. 冬季防病

冬三月，太阴寒水当令，在脏为肾，在腑为膀胱，此时自然界的阳气深伏，阴寒独盛，万物潜藏。此时就应当注意养冬藏之气，否则，一方面肾气当藏不藏，肾脏伤损，功能失常，由于肾失潜藏，可出现下泄之类的病症。另一方面，由于肾气失藏，那么供给春生之气就不足，肝木亏虚，肝筋失养，于是便出现痿厥一类的病症。另外，注重人体阴液的培育和补充，固其根本，保持室内空气新鲜，还可有效预防流感对人体的侵袭。

综上所述，顺应四时气候是养生保健的重要环节。《灵枢·本神论》指出："智者之养生也，必顺四时而适寒暑，和喜怒而安居处，节阴阳而调刚柔，如是则邪僻不至，长生久视。"就是强调人体必须顺从四季的天气变化，方能保全"生气"，延年益寿。

第十五讲

天天有个好心情

"你的心情现在好吗？你的脸上还有微笑吗？人生自古就有许多愁和苦，请你多一些开心，少一些烦恼。你的所得还那样少吗？你的付出还那样多吗？生活的路总有一些不平事，请你不必太在意，洒脱一些过得好。祝你平安……"

十几年前，初出道的孙悦把这首歌一夜间唱遍了大江南北，人们跟随着大街小巷的旋律，一起传唱，反映了大家对于"平安""健康"的渴望。

一、喜怒无常易生病

《十问》说："坡（彼）有央（殃），必其阴精漏泄，百脉宛废，喜怒不时，不明大道，生气去之。"书中明确提出了"喜怒"是引发疾病的重要原因。

那么，怎样才能有个好心情呢？《十问》主张："神和内得，云（魂）柏（魄）皇×，五臧（藏）轴白，玉色重光，寿参日月，为天地英。"强调神和内得，精神和谐，就能精力充沛，五脏固健，容颜焕发，才可以长寿，成为身体素质很强的人。

在这个部分，马王堆医书谈论的就是关于情志养生的问题，这也是中医养生的一个核心部分。对此，《老子》《庄子》中皆有论述，而论述最详细的当属《素问·上古天真论》，如黄帝问于岐伯道：我听说远古的人都能活过一百岁，而动作没有衰弱迹象，而现在的人五十岁时身体已经衰弱，这是时代不同、世事不同所致呢？还是人们不善养生所致呢？岐伯答道：远古的人懂得养生之道，取法于阴阳大道，和合于养生之术，饮食有节度，起居有规律，不过分劳作，所以能形体不衰，精力充沛，活到百岁以上，也就是自然规律所赋予的寿命。而今天的人则不这样，把错误的生活规律当作对的，醉酒后贪恋女色，为满足欲望使精气枯竭，耗散真阴，不知道保持形体，不按时养育精神，贪求快乐而起居无节制，违背了养生之道，所以五十余岁身体便衰弱了。

古圣人教导我们，依照四时变化而防止不正之气的侵袭，淡于名利，真气顺畅，精神不外泄，又怎么能患病呢？所以说意志闲适而少欲望，心情便会安逸而无所畏惧；身体应劳作而不致疲倦，人体的正气则得以正常循行。认为饮食甘美，服饰满意，乐于习俗，高位与下位的人不相羡慕、嫉妒，这样的人就达到了回归自然的朴实状念。达到了这样状态的人，嗜好欲望不能劳伤其目，淫意邪念不能蛊惑其心，智商高下不等的人均不为外物所累，这就合于养生之道。远古之人寿命百岁而动作不衰弱的原因，就是因为注重自身品行的修养。

这段文字旨在告诉人们，喜养生者除起居有节、饮食有度、运动适量外，尤其应注意情志的调节。且历代养生大家对此多有论述。《抱朴子·养生论》中有如下叙述："且夫善养生者，先除六害，然后可以延驻（延长寿命，保住容颜）于百年。何者是耶？一曰薄名利，二曰禁声色，三曰廉货财，四曰损滋味（不贪美味），五曰除佞妄（邪念），六曰去沮（沮丧）嫉（嫉妒）。六

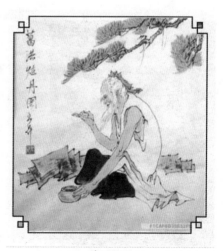

葛洪炼丹

者不除，修养之道徒（白）设尔（罢了）。盖缘（因为）未见其益（效果），虽心希妙道（养生），口念真经，咀嚼英华（养生药），呼吸景象（空气精华），不能补其短促（六者不除）。诚（实在）缘（缘于）舍其本而忘其末，深可诫哉！所以保和全真（元气、真气）者，乃少思、少念、少笑、少言、少喜、少怒、少乐、少愁、少好（爱好）、少恶、少事、少机（谋算）。夫多思则神散，多念则心劳，多笑脏腑上翻，多言则气海虚脱，多喜则膀胱纳客风，多怒则腠理奔血，多乐则心神邪荡，多愁则头鬓焦枯，多好则志气倾溢，多恶则精爽（精神）奔腾（奔散），多事则筋脉干急，多机则智虑沉迷。斯（这）乃伐人之生甚于斤（刀）斧，损人之命猛于豺狼。"

《抱朴子》一书为晋朝人葛洪所著。葛洪可谓兼医学家、道家于一身，其养生理论对后世影响颇大。

以儒、释、道为主流的传统文化，对养生各有侧重。儒家的"正心，诚意，修身，齐家，治国，平天下"，是着重于品德的修养，属广义养生范畴。文中的"家"与现代的家意思相近；而"国"指的是春秋战国时诸侯国，如韩、赵、魏国等；"天下"指周王室天下，与今日中国同义，《尚书》有云："普天之下，莫非王土"，即是此意；而"正心，诚意，修身"，又是儒家所强调的。《伦语·季氏》中有"君子有三戒"一文，即是对修身的论述。

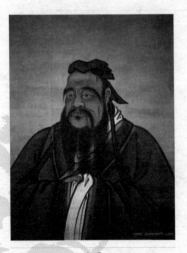
孔子

孔子说：益者三友，损者三友。友直，友谅，友多闻，益矣；友便辟，友善柔，友便佞，损矣。

按：孔子说有益的交往有三种，有害的交往也有三种。结交正直的人，结交诚实的人，结交见识广的人，是有益的。结交逢迎谄媚的人，结交百依百顺的人，结交花言巧语的人，是有害的。

孔子曰：益者三乐，损者三乐。乐节礼乐，乐道人之善，乐多贤友，益矣；乐骄乐，乐佚游，乐宴乐，损矣。

按：孔子说：有益的爱好有三种，有害的爱好也有三种。喜欢节制礼乐，喜欢说别人的好处，喜欢多交贤德的朋友，是有益的。喜欢欢乐无度，喜欢游荡无度，喜欢宴饮无度，是有害的。

孔子曰："侍于君子有三愆：言未及之而言，谓之躁；言及之而不言，谓之隐；未见颜色而言，谓之瞽。"

按：孔子说：在君主身边服侍容易有三种过失。不应该说的，说了，这叫作急躁。应该说的话，不说，这叫隐瞒观点。没有看见人家的表情就说话，这叫作瞎眼。

孔子曰：君子有三戒。少之时，血气未定，戒之在色；及其壮也，血气方刚，戒之在斗；及其老也，血气既衰，戒之在得。

按：孔子说：君子应该有三件事戒除，年少的时候，血气没有定型，应该戒除女色。到了壮年的时候，血气正是旺盛的时期，应该戒除争斗。到了老年的时候，血气已经衰弱了，应该戒除贪欲。

孔子曰：君子有三畏：畏天命，畏大人，畏圣人之言。小人不知天命而不畏也，狎大人，侮圣人之言。

按：孔子说：君子有三件事应该畏惧。畏惧天命，畏惧在位的人，畏惧圣人的遗训。小人不知道天命，所以他不畏惧。他轻慢在位的人，蔑视圣人的遗训。

孔子曰：生而知之者，上也。学而知之者，次也。困而学之，又其次也。困而不学，民斯为下矣！

按：孔子说：生来就有知识的人，是上等的。经过学习才有知识的，是次一等的。遇到挫折才学习的人，是又次一等的。遇到挫折也不学习，这样的人是最下等的。

孔子曰：君子有九思：视思明、听思聪、色思温、貌思恭、言思忠、事思敬、疑思问、忿思难、见得思义。

按：孔子说：君子有九点要做到，看要清楚，听要明白，脸色要温和，容貌要端庄，言语要诚恳，做事要谨慎，有疑惑要问，有怨气要想到别人的难处，看见有利可图的事，要想到义。

道家讲节制情欲，不为外物所累，返璞归真，达到人与自然的高度和谐、统一；儒家追求人格的完善，品性的修养，以致达到"真、善、美"的圣人境界。从养生的角度而言，二者是统一的。淡于名利，心胸豁达，顺其自然，浩然正气，均是养生的核心、要旨，亦是养生的最高境界。现今的临床中，有一部分疾病被称之为"心身疾病"，"身"当然指身体，"心"则指人的精神。这类疾病的发生、发展、预后均与人的精神因素有关。如现代的高血压、肥胖症、糖尿病、消化性溃疡等均属"心身疾病"。病人若能站在更高的层面上，以一种超然的态度审视、对待社会、周围发生的一切事物，对于此类疾病的愈后，无疑是有积极意义的。

下面是清·沈复《浮生六记》中《快乐妙法》，或许我们能从中感悟到什么。

世事茫茫，光阴有限，算来何必奔忙。

人生碌碌，竞短论长，

却不道，荣枯有数，得失难量！

看那秋风金谷，夜月乌江，

阿房宫冷，铜雀台荒，

荣华花上露，富贵草头霜。

机关参透，万虑皆忘。

夸什么，龙楼凤阁；

说什么，利锁名缰。

闲来静处，且将诗酒猖狂。

唱一曲，归来未晚；

歌一调，湖海茫茫。

逢时遇景，拾翠寻芳。

约几个知心密友，到野外溪旁；

或琴棋适性，或曲水流觞，

或说些，善因果报；

或论些，今古兴亡；

看花枝难绣，听鸟语，弄笙簧。

一任他，人情反复，世态炎凉。

优游闲岁月，潇洒度时光。

二、笑一笑，十年少

清静养神

中医认为"得神者昌，失神者亡"。调神摄生，首贵静养。《黄帝内经》说："静则神藏，躁则神亡。"因此，养神之道贵在一个"静"字，使人的精神情志活动保持在淡泊宁静的状态，做到摒除杂念，内无所蓄，外无所逐。因为在这种状态下，"清静则肉腠闭拒，虽有大风苛毒，弗之能害"，有利于防病，促进健康，有利于抗衰防老，益寿延年。但是，清静养神的方法并不是要人无知无欲，无理想，无抱负，也不是人为地过度地压抑思想或毫无精神寄托的闲散空虚，而是主张专心致志、精神静谧，"寡言语以养气，寡思虑以养神"，避免"多思则神殆，多念则志散，多欲则志昏，多事则形劳"。要做到少思寡欲，须有赖于思想的纯正，克服个人主义、利己主义，提倡知足常乐。在生活中保持达观的处世态度，避免无原则的纠纷。

要做到心神宁静，须注意闭目定志。眼为心灵之窗口，闭目养神有利于心静神凝；尤其人在精神紧张、情绪激动、身心疲劳的情况下，闭目养神片刻，往往能使人心平气和，思绪冷静，精神内守，坦然舒畅。

清静养神的方法很多，这里主要介绍修性怡神法。"性"是指人的性格和情操。现实生活中，高寿的人多性格开朗，情绪乐观，其中有许多人情操高尚。相反，急躁、焦虑、忧郁和愤怒的性格常常使人疾病丛生或早夭。唐代大医学家孙思邈指出："世人欲识卫生道，喜乐有常嗔怒少，心诚意正思虑除，顺理修自除烦恼"。因此，讲究养生之道，必须注重道德修养，养生贵在养心，而养心首重养德。生活中有许多活动，如阅读、绘画、书法、雕刻、音乐、下棋、种花、钓鱼等均能赏心悦目、怡情养性、陶冶情操、调神健身。

自我约束

1. 戒怒

怒为情志致病之魁首，摄身养生之大忌。怒不仅伤肝，还会伤心、伤胃、伤脑、伤神，导致多种疾病的发生。《东医宝鉴》云："七情伤人，惟怒为甚。盖怒则肝木克脾土，脾伤则四脏俱伤矣。"怒先伤肝，肝失疏泄，气机升降逆乱，进而脏腑功能失调，百病丛生。《老老恒言·戒怒》小说："人借气以充身，故平日在乎善养。所忌最是怒。怒气一发，则气逆而不顺，窒而不舒，伤我气，即足以伤我身。"这些论述都把戒怒放在首位，指出了气怒伤身的严重危害性，故戒怒是养生一大课题。

制怒之法，首先是以理制怒，即以理性克服感情上的冲动。在日常工作和生活中，虽遇可怒之事，但想一想其不良后果，可理智地控制自己过激情绪，使情绪反应"发之于情""止之于理"。其次，可用提醒法制怒，在自己的床头或案头写上"制怒""息怒""遇事戒怒"等警言，以此作为自己的生活信条，随时提醒自己，可收到良好效果。再次，为怒后反省，每次发怒之后吸取教训，并计算一下未发怒的日子，减少发怒次数，逐渐养成遇事不怒的习惯。

2. 节哀

人在生离死别之际，往往产生悲哀的情绪。若逢自己的至亲好友过世，更是悲恸不已，这也是人之常情。但过度悲哀会对身体造成巨大伤害，故《灵枢·口问》云"悲哀愁忧则心动，心动则五脏六腑皆摇"。悲哀对心、肺的损害最明显，《素问·举痛论》指出"悲则心系急，肺布叶焦，而上焦不通，营卫不散，热气在中，故气消矣"。所以对悲哀的情绪要学会控制、调整。

节哀首先要对生离死别有个正确态度。要明白"人死不能复生，送君千里终有一别"的道理，悲痛欲绝于事无补。其次要明白过于悲伤不但对身心造成损害，而且使人意志消沉，丧失斗志。另外，悲伤的情绪也会给周围的人带来不良影响。因此要会化解悲痛，尽快从悲痛中解脱出来。对于感情脆弱的人，遇事多愁善感，极易产生悲哀情绪，因此平时应加强性格锻炼，注意培养坚定的意志，以减少悲哀情绪的产生。

3. 少忧

人若身处逆境，如工作遭挫折、生活不顺心、办事不顺利、家庭不和睦等情况下，往往会产生抑郁、忧愁的情感，轻则影响健康，甚至引发疾病。心情抑郁、忧愁会导致肝气郁结或脾气壅滞，出现两胁胀痛或脘腹胀痛，嗳气呃逆，不思饮食。过度的忧郁会导致心理障碍，出现焦虑、烦躁、幻觉等异常，影响人的正常工作、学习和生活。减少或防止忧愁、抑郁的出现，最重要的是培养开朗的性格和乐观的情绪，情绪的调整胜过服药。另外，多参与一些文体活动也有助于消除忧郁苦闷的情绪。

4. 慎思

慎思有两重意思：一是遇事要沉着冷静，三思而行，经过周密的思考，再去处理问题，就会明显减少失误。这是一种良好的品格，有助于培养严谨的作风，值得坚持与提倡；二是指思虑不要太过，避免枉用心思。因思虑太过会耗伤心血，出现失眠、多梦、头晕、耳鸣、记忆力下降等一系列伤神、伤精、伤气、伤脑的症状，还会导致饮食乏味、食欲下降等脾虚症状，也就是现代常说的亚健康状态，进一步发展则形成疲劳综合征。因此，思考问题、处理事情固然需要周全，但也不能过于优柔寡断、犹豫不决，要有拿得起放得下的心态。

5. 宠辱不惊

人世沧桑，诸事纷繁；喜怒哀乐，此起彼伏。先圣提出"宠辱不惊"之处世态度，视荣辱若一，后世遂称得失不动心为宠辱不惊。对于任何重大变故，都要保持稳定的心理状态，不要超过正常的生理限度。现代医学研究证明，情志刺激与免疫功能之间息息相关。任何过激的情志刺激都可削弱白细胞的战斗力，减弱人体免疫能力，使人体内防御系统的功能低下而致病。为了健康长寿，任何情绪的过分激动都是不可取的。总之，要善于自我调节情感，以便养神治身。对外界的事物刺激，既要有所感受，又要思想安定，七情平和，明辨是非，保持安和的处世态度和稳定的心理状态。

6. 知足常乐

乐观的情绪、愉悦的心情可促使人具有良好的心理素质，而良好的心理素质又容易使人保持乐观的情绪。对生活持乐观心态的人，脏腑功能往往处于最佳状态，这是养生所追求的理想境界。如何才能保持乐观的心态？最主要就是做到知足少欲，方能常乐。乐观情绪对人固然有益，但需要稳定、持久和适度，才能获得满意效果。如果情绪大起大落，很不稳定，即使一时处于欢乐状态，对健康也没有多大帮助。如果对乐不能合理把握，失去控制，还有可能走向反面，出现"乐极生悲"，反而有害健康。

学会疏泄

把积聚、抑郁在心中的不良情绪，通过适当的方式宣达、发泄出去，以尽快恢复心理平衡，称之为疏泄法。具体做法可采取下面几种方式。

1. 直接发泄

这种方法是指用直接的方法把心中的不良情绪发泄出去。例如遇到不幸，悲痛万分时，不妨大哭一场；遭逢挫折，心情压抑时，可以通过急促、强烈、粗犷、无拘无束的喊叫，将内心的郁积发泄出来，从而使精神状态和心理状态恢复平衡。发泄不良情绪必须学会用正当的途径和渠道来进行，决不可采用不理智的冲动性的行为方式。否则，非但无益，反而会带来新的烦恼，引起更严重的不良情绪。

2. 疏导宣散

出现不良情绪时，借助于别人的疏导，可以把闷在心里的郁闷宣散出来。所以，扩大社会交往，广交朋友，互相尊重，互相帮助，是解忧消愁、克服不良情绪的有效方法。研究证明，建立良好的人际关系，是医治心理不健康的良药。

3. 转移法

转移法又可称移情法。即通过一定的方法和措施改变人的思想焦点，或改变其周围环境，使其与不良刺激因素脱离接触，从而从情感纠葛中解放出来，或转移到另外事物上去。《素问·移精变气论》说："古之治病，惟其移精变气，可祝由而已。"古代的祝由疗法实际上是心理疗法，其本质是转移患者的注意力，以达到调整气机、精神内守的作用。转移法可采取以下几种方法。

① 升华超脱

所谓升华，就是用顽强的意志战胜不良情绪的干扰，用理智战胜生活中的不幸，并把理智和情感化作行为的动力，投身于事业中去。以工作和事业的成绩来冲淡感情上的痛苦，寄托自己的情思。这也是排除不良情绪、保持稳定心理状态的一条重要保健方法。

超脱，即超然，就是在思想上把事情看得淡一些，行动上脱离导致不良情绪的环境。在心情不快、痛苦不解时，可以到环境优美的公园或视野开阔的海滨漫步散心，可驱除烦恼，产生豁达明朗的心境。如果条件许可，还可以作短期旅游，把自己置身于绮丽多彩的自然美景之中，可使心情愉快，气机舒畅，忘却忧烦，寄托情怀，美化心灵。

② 移情易性

移情，即排遣情思，改变内心情绪的指向性；易性，即改易心志，通过排除内心杂念和抑郁，改变其不良情绪和习惯。"移情易性"是中医心理保健法的重要内容之一。"移情易性"的具体方法很多，可根据不同人的心理、环境和条件等，采取不同措施，进行灵活运用。《北史·崔光传》说："取乐琴书，颐养神性。"《理瀹骈文》说："七情之病者，看书解闷，听曲消愁，有胜于服药者矣。"《千金要方》亦说："弹琴瑟，调心神，和性情，节嗜欲。"古人早就认识到琴棋书画具有影响人的情感，转移情志，陶冶性情的作用。实践证明，情绪不佳时，听听适宜的音乐，观赏一场幽默的相声或喜剧，苦闷顿消，精神振奋。可见，移情易性并不是压抑情感。如对愤怒者，要疏散其怒气；对悲痛者，要使其脱离产生悲痛的环境与气氛；对屈辱者，要增强其自尊心；对痴情思者，要冲淡其思念的缠绵；对有迷信观念者，要用科学知识消除其愚昧的偏见等等。

③ 运动移情

运动不仅可以增强生命的活力，而且能改善不良情绪，使人精神愉快。因为运动可以有效地把不良情绪的能量发散出去，调整机体平衡。当自己的情绪苦闷、烦恼，或情绪激动与别人争吵时，最好的方法是转移一下注意力，去参加体育锻炼，如打球、散步、爬山等活动，也可采用传统的运动健身法和太极拳、太极剑、导引保健功等。传统的体育运动锻炼主张动中有静，静中有动，动静结合，因而能使形神舒畅，松静自然，心神安合，达到阴阳协调平衡，且有一种浩然之气充满天地之间之感，一切不良情绪随之而消。此外，还可以参加适当的体力劳动，用肌肉的紧张去消除精神的紧张。在劳动中付出辛勤的汗水，促进血液循环，使人心情愉快，精神饱满。

情志制约

情志制约，又称以情胜情法。它是根据情志及五脏间存在的阴阳五行生克原理，用互相制约、互相克制的情志，来转移和干扰原来对机体有害的情志，藉以达到协调情志的目的。

1. 五脏情志制约法

《素问·阴阳应象大论》曾指出："怒伤肝，悲胜怒""喜伤心，恐胜喜""思伤脾，怒胜思""忧伤肺，喜胜忧""恐伤肾，思胜恐"。这是认识了精神因素与形体内脏、情志之间，及生理病理上相互影响的辩证关系，根据"以偏救偏"的原理，创立的"以情胜情"的独特方法。正如吴昆《医方考》所言："情志过极，非药可愈，顺以情胜，《黄帝内经》一言，百代宗之，是无形之药也。"朱丹溪宗《黄帝内经》之旨指出："怒伤，以忧胜之，以恐解之；喜伤，以恐胜之，以怒解之；忧伤，以喜胜之，以怒解之；恐伤，以思胜之，以忧解之；惊伤，以忧胜之，以恐解之，此法惟贤者能之。"同期医家张子和更加具体地指出："以悲制怒，以怆恻苦楚之言感之；以善治悲，以谑浪戏狎之言娱之；以恐治喜，以恐惧死亡之言怖之；以怒制思，以污辱欺罔之言触之；以思治恐，以虑彼忘此之言夺之。"后世不少医家对情志的调摄有时比药石祛疾还更加重视，而且创造了许多行之有效的情志疗法。例如，或逗之以笑，或激之以怒，或惹之以哭，或引之以恐等，因势利导，宣泄积郁之情，畅遂情志。总之，情志既可致病又可治病的理论，在心理保健上是有特殊意义的。

2. 阴阳情志制约法

运用情志之间阴阳属性的对立制约关系，调节情志，协调阴阳，就是阴阳情志制约法。人类的情志活动是相当复杂的，往往多种情感互相交错，很难明确区分其五脏所主及五行属性，然而情志活动可用阴阳属性来分，此亦即现代心理学所称的"情感的两极性"。《素问·举痛论》指出："怒则气上，喜则气缓，悲则气消，恐则气下……惊则气乱……思则气结。"七情引出的气机异常，具有两极倾向的特点。根据阴阳分类，人的多种多样的情感皆可配合成对，例如喜与悲、喜与怒、怒与恐、惊与思、怒与思、喜乐与忧愁、喜与恶、爱与恨等，性质彼此相反的情志，对人体阴阳气血的影响也正好相反。因而相反的情志之间可以互相调节控制，使阴阳平衡。喜可胜悲，悲也可胜喜：喜可胜怒，怒也可胜喜；怒可胜恐，恐也可胜怒等。总之，应采用使之产生有针对性的情志变化的刺激方法，通过相反的情志变动，以调整整体气机，从而起到协调情志的作用。

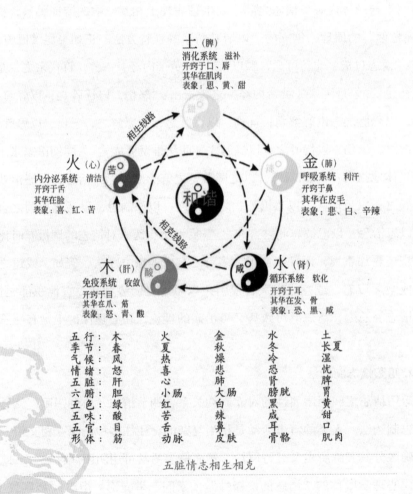

五脏情志相生相克

　　以情胜情实际上是一种整体气调整方法，人们只要掌握情志对于气机运行影响的特点，采用相应方法即可，切不可简单机械、千篇一律地按图照搬。倘若单纯拘泥于五行相生相克而滥用情志制约法，有可能增加新的不良刺激。因此，只有掌握其精神实质，方法运用得当，才能真正起到心理保健作用。

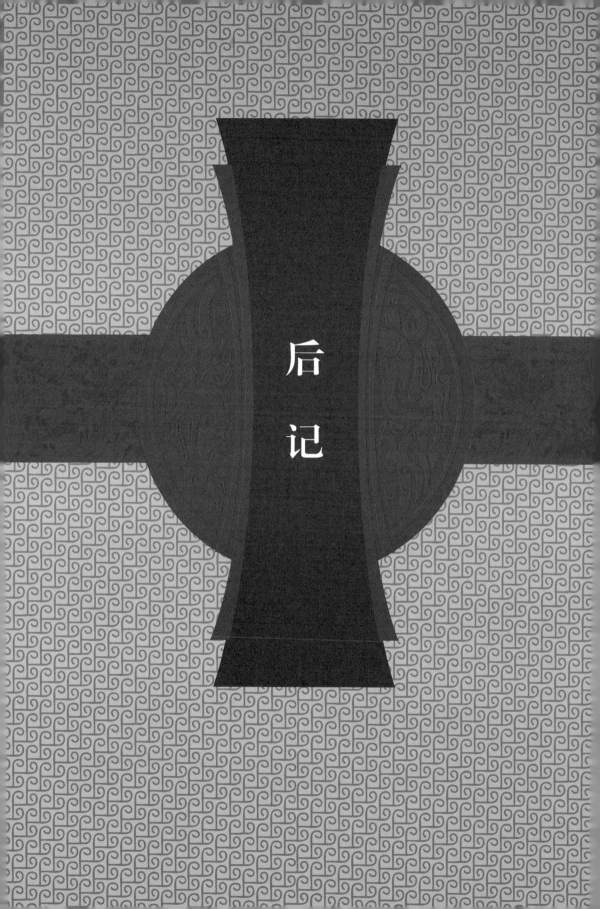

后记

后　记

1973 年马王堆汉墓的出土，令古城长沙沸腾了，令考古界震惊了，令中医人兴奋了。当时国内外迅速兴起了一股"马王堆热"，中外游客多慕名前来，争相一睹墓主的芳容。湖湘中医人士早在 1988 年就出版了《马王堆医书考注》一书，详注马王堆汉墓出土的帛书、竹简 14 种，为后世学习者留下了一笔宝贵的财富。

然而自 20 世纪 90 年代后，细心的读者也许会发现，有关马王堆的研究少了，有关马王堆的报道不见了，马王堆医学也大有被遗忘之势。作为湖湘中医的一员，我痛心疾首。常言道：近水楼台先得月。马王堆医学，湖湘中医人士不捷足先登，也实为湖湘中医之不幸！近几年来，我也总在为湖湘中医文化的发展呐喊助威，而马王堆医学作为湖湘中医文化的重要组成部分，自然在我的研究之列。因此，我一直有心出版一本有关马王堆医学方面的，有意义的书籍。我深知，《马王堆古汉养生大讲堂》的出版，只是反映马王堆医学的一隅，也仅仅是我湖湘中医文化研究中的冰山一角。在此，附上本人的拙文"探索湘医源流，发展现代湖湘中医文化"作为后记，以表发扬光大湖湘中医文化之心，也希冀能为专家学者提供些许可供参考的建议。

一、湖湘文化源流概说

1. 人文湘楚名儒名医辈出

湖南，自古就有"人文湘楚，山水湖南"之美誉，自炎帝于姜水而徙于南，数千年来，湖湘文化之发展可谓大儒迭起，书院崛兴，承前启后。"惟楚有材"，湖湘之地历代名人荟萃。战国·屈原，楚国人，著"无韵之《离骚》"和《天问》《九歌》，为文学之鼻祖；北宋·周敦颐，湖南道州人，作《太极图说》《通书》，诠释《周易》奥义，阐发儒家"性命之道"，言简意赅，被后代学者视为不刊之典，诚为宋明理学之开创者。论造就名人的书院，长沙岳麓书院、衡山石鼓书院与庐山白鹿洞书院、应天之应天府书院并称宋初四大书院，成为天下士人学子所向往的求学问道圣地。同时也吸引了朱熹、陈傅良等著名学者前来讲学。自"洪杨之难"始，曾国藩因"湘军"而成名，确立了湖湘文化在中国近代史上的显赫地位。从魏源"师夷之长技以制夷"；曾国藩、左宗棠等有识之士开启中国洋务运动之门；谭嗣同《仁学》维新变法；蔡锷、黄兴高举反对帝制、倡导共和的大旗；到毛泽东、刘少奇、彭德怀、贺龙等共和国的缔造者。他们不愧为湖湘文化孕育和造就的美玉良才。震惊当世的湖湘出土文物，如马王堆西汉古墓、长沙三国吴简、龙山里耶秦简，以及有"苗疆万里墙"之称的凤凰南方长城等的相继发现，更是极大地丰富了湖湘文化宝库。

荆楚之域，历代名医更是迭起不穷。初有炎帝神农氏"尝味草木，宣药疗疾，救天伤人命"；汉·苏耽"庭中井水，檐边橘树，可以代养。井水一升，橘叶一枚，可疗一人"，世传"橘井泉香"佳话；有长沙马王堆出土古医书14种，医经、经方、房中、神仙四者毕具，可谓中国医学稀世之璧玉。

唐宋以后，"不为良相，则为良医"者不乏其人，汇聚成浩瀚的湖湘医学，留下了宝贵的财富。如宋代有刘元宾，通阴阳医药、术数，真宗曾赐名通真子，其著作13种，20余卷，尤精脉诊。朱佐著《类编朱氏集验医方》15卷，采掇议论，详尽曲当，所载多为宋及宋以前不传之秘籍，有很高的临床实用价值。元代有曾世荣著《活幼心书》20卷，精研小儿之生理、病理、诊断、治疗、药物、方剂及预防。明代有郑元龙，可使"蹩者弃杖，蛊者约带，赢者控拳"，来诊者轮蹄争门。许希周著《药性粗评》，杂举诸药中性味相对者，属之以词，言其用途则缀成骈句以便记诵。

清代有郑玉坛著《彤园医书》，阐发《伤寒论》"三纲鼎立"之说，倡言三阴病阴邪阳邪之论；杨尧章，善医而长于辨治瘟疫，有《瘟疫辨义全集》行世，为医学名家中之佼佼者。朱增集，集30年之经验，撰《疫证治例》5卷，对疫病之传变、鉴别、治疗见解精辟；刘裁吾，"稽诸皇古往哲，参诸海内时贤，而以三十余年之经验，诊痉病十有一届之艰苦备尝"，撰成《痉病与脑膜炎全书》，独倡"宣发太阳""开泄厥阴"；鲍相墩《验方新编》，荟萃宏富，各门俱备，且具简、便、廉、验之特点，广为流传。周学霆著《三指禅》，以缓脉说明正常脉象，阴阳对待发微脉学，开创脉学研究新思路；熊应相著《金针三度》，千古疑城，经先生点破，虽圣人复起不能易。黄朝坊著《金匮启钥》，凡35卷，具有医学全书的特点。民国孙鼎宜，毕生精力从事古典医籍的整理，著述甚丰；何舒所著《何氏医学丛书》，凡19种，36卷，理法方药自具特色。

综观历代湖湘医家所著，医经、伤寒、金匮、温病、诊法、本草、方剂、针灸、内科、外科、妇科、儿科、眼科、喉科、医史、医案、医话、养生面面俱到，形成湖湘中医文化体系。近年来出版的《湖湘名医典籍精华》可见一斑。

2. 与湖湘文化相关的古代名人

（1）**炎帝神农氏**　中华文化肇始于炎黄。炎帝，号神农氏，世人尊之为"医药之神""华夏之祖"。在与大自然、与疾病的斗争中，留《神农本草经》传于世，为中华医药事业的发展奠定了基础。诚如韩愈在《赐樱桃诗》中所云："汉家旧种明光殿，炎帝还书《本草经》。"《司马负·三皇本纪》载炎帝"味草木之滋作方书以疗疾"，"察其寒温平热之性，辨其君臣佐使之义，常一日而遇七十毒……后迁于曲阜，卒于茶乡"。茶乡即今湖南省株洲市炎陵县鹿原陂。故炎帝与湖湘中医有着不解之缘。

人们为了祭奠这位始祖，西汉时期今株洲炎陵县即建有炎帝陵，唐代已有奉祀。至宋代，太祖赵匡胤奉炎帝为"感生帝"，于是"立庙陵前，肖像而祀"，禁樵牧。现今炎帝陵已成为全国重点文物保护单位和全国爱国主义教育示范基地，"弘扬炎黄文化，振兴民族精神"，炎帝陵已成为湖湘中医文化中不可缺少的一部分。

（2）马王堆汉墓墓主 1973年长沙发掘马王堆3座西汉古墓。墓主分别是辛追、利苍及利苍的儿子，出土了大量惊世骇俗的文物，其中有医药学方面的著作14种，这些都是已经失传的古医籍，就连《汉书·艺文志》也未能著录。其出土填补了我国医学史上的空白。《足臂十一脉灸经》和《阴阳十一脉灸经》全面论述了人体11条经脉的循行走向、所主疾病和灸法，是我国最早论述经脉学说的文献。《脉法》和《阴阳脉死候》是最早关于脉学、诊断学的文献。《五十二病方》是我国现在所能看到的最早的方剂记载，全书1万余宁，载52类疾病的治疗方法，少则一方两方，多则20余方，医方总数283首。书中提到的病名包括内、外、妇、儿、五官各科疾病，关于痔疮还记载了精彩的手术疗法，实在令人叹为观止。《却谷食气》是目前所能见到的最早专门论述气功导引的文献之一;《导引图》是我国现存最早的导引图谱，为研究我国特有的气功疗法的源流和发展，提供了很有价值的线索。《胎产方》则专论有关胎产的宜忌，内容涉及求子、养胎及产后处理等，是我国专论妇产科的最早文献。《杂禁方》及《养生方》和《杂疗方》的一部分是一些禁祝方术。《养生方》《杂疗方》的主体，以及《十问》《合阴阳》《天下至道谈》等，其性质皆属于古代房中类，内容涉及养生学、性医学和性保健等。

这些医书的出土，更凸显了长沙作为历史文化名城的地位，也丰富了湖湘中医文化的内容，让世人看到了湖湘中医辉煌的历史。

（3）医圣张仲景 张仲景，名机，史称医圣。南阳郡涅阳（今河南省邓州市穰东镇张寨村，另说河南南阳市）人。北宋高保衡、林亿等在《校正伤寒论·序》中说："张仲景，《汉书》无传，见《名医录》云：南阳人，名机，仲景乃其字也。举孝廉，官至长沙太守。始受术于同郡张伯祖，时人言，识用精微过其师。其所论，其言精而奥，其法简而详，非浅闻寡见者所能及。"其与湖湘中医的关系也始于此。因其做过长沙太守，故亦有称"张长沙"者，其方亦被称为"长沙方"。传说张仲景在任长沙太守期间，每月初一和十五坐衙为群众诊治疾病。为了纪念张仲景，"坐堂医生"之称呼则始于此。在现长沙蔡锷中路、湖南省中医院院内，原建有"张仲景祠"和"保节堂"，可惜现已不复存在。

（4）药王孙思邈 唐·孙思邈，史称"药王"，所著《千金要方》《千金翼方》是我国最早的医学百科全书，其《千金要方·大医精诚》堪称"千古绝唱"。药王与湖湘中医之缘结于涟源龙山。"草生福地皆为药，人在名山总是仙"，涟源龙山自古就是"天下药山"，汉·张仲景任长沙太守时，著《伤寒杂病论》，曾由昭陵（邵阳）县令陪同登龙山采药。孙思邈的《千金要方》即撰于此。他长期居住于龙山采药、治病，许多地方都留下了他的足迹。如种药的"圣草坪"，采药的"药柜山"，晒药的"安坪村"，药王庙遗址"捣药臼"，诊治疾病的村庄"李八庄""汤洼"，为龙、虎治病之地"龙潭""虎岭"等。为纪念药王孙思邈，于唐贞观年间在龙山建有药王殿。龙山山麓世世代代沿用孙家桥、孙家桥村、孙家桥乡、孙水河等地名，孙家桥村全都姓孙，据考证系孙思邈嫡传后裔，至今已历30余代。

二、发展现代湖湘中医文化的思路

湖南如此丰富的历史文化资源，多姿多彩的民族民间文化资源，独特的旅游文化资源，融汇而成独特的湖湘文化。其文化产业的发展，相较于全国，更是"朝阳"中的"朝阳"。作为湖湘文化重要一脉的湖湘中医文化，有着炎帝陵、仲景祠、马王堆汉墓、药王殿等特色风景线。我们应该利用好湖湘中医文化的深厚底蕴和丰富资源，抓住机遇，深入研究，加强宣传，从而促进湖南中医药事业的发展。

1. 加强对湖湘中医文化的宣传

（1）实现中医文化的大众化 在对湖湘文化以及湖湘中医文化的粗略评述中，我们已经大致了解了具有深厚底蕴的湖湘中医文化。然而很多时候这种文化都被视为一种"精英文化",不为人民群众所熟知。就如同中医一样,被很多人认为只是一种国宝,一种很古老很玄或很深的学问,而失去其作为"文化"本身的意义,因而需要宣教,需要传播,让文化成为社会当中的一种现象。因此,首先实现湖湘中医文化大众化,才是文化传播最有效的途径。应使它像屈原、李白、杜甫的诗,像罗贯中的《三国演义》,像曹雪芹的《红楼梦》,像贝多芬的音乐,像达·芬奇、米开朗琪罗的绘画一样,人人都知道,人人都爱读爱看爱听,成为大众文化,才能获得最广泛的宣传效果。

(2)湖南有强势媒体为后盾宣传湖湘中医文化　湖南媒体有着丰富的宣传经验及成功案例,以湖南广播影视集团、湖南出版集团、湖南日报报业集团等优势企业为代表,在全国的影响力不断扩大,曾经创造出了一批特色鲜明、风格各异、享誉全国的拳头电视产品,如《雍正王朝》《汉武大帝》等鸿篇巨制;《超级女声》《快乐男声》等更使"电视湘军"享誉全国。《湖南日报》《三湘都市报》《文萃报》也同样广传着湖湘文化。有这些强势媒体的支撑,我们有信心将湖湘中医文化发扬光大。

(3)如何对湖湘中医文化进行宣传　对于湖湘中医文化的宣传,《大长今》热播的成功应该给了我们一个很好的启示,它通过娱乐的方式,通俗易懂的形式,生动活泼的例子,介绍了大量有关中医中药方面的知识,如辨证论治、天人合一、针灸等,让广人老百姓看完后都津津乐道中医中药的良好功效,并从中学到一些有关中医的养生方法,增加其对中医中药的兴趣。还有像中国的少林文化、中国武功,现在以其博大精深而闻名于世,它靠的不是单纯的李小龙、李连杰,更多的是通过以少林文化为背景的电影的宣传。

在宣传过程中,一定要注意形式的多样性和灵活性,不断探索,找到最佳方案。一方面,可以加强湖湘中医文化在人民群众中的宣传教育,通过媒体、电视剧、纪录片、文学体裁、深入社区服务等多种形式,在社会中营造出湖湘中医文化的氛围,让更多的人来了解它,从广度上扩大其影响力。另一方面,可以通过开展湖湘中医文化学术论坛、专题讲座等,邀请湖湘中医名家、大家,阐释湖湘中医文化,从深度上扩大其影响力。

2.进一步整理湖湘中医文库

中医药古籍，上起周秦，下至清代，历时两千余年。它是一个伟大而丰富的文献宝库，是我们的宝贵财富。党和政府历来都非常重视中医古籍整理工作。据统计，目前我国已经初步建成了全国中医药科学数据资源共建、共享平台；在文献和基础研究方面，已整理、出版中医古籍600余种，包括《中医方剂大辞典》《中华本草》《中华医书集成》《传世藏书·医部》《中国医学通史》《中医古今脉案》《中医年鉴》《汉方研究》等巨著。还从国外影印回归200多种善本中医古籍。

湖南对于湖湘中医古籍的整理也是硕果累累，早在"九五"期间，就组织编撰出版了大型中医古籍丛书《湖湘名医典籍精华》，该套丛书搜集、整理、精选了湖南历代名医的著作100余部，汇编成13卷9册共1900余万字，具有很高的学术价值和临床指导意义，并荣获全国优秀图书三等奖。还有曾勇教授著《湘医源流论》，系统记录了湖湘中医发展之脉络，内容翔实丰富。

但从总的情况来看，无论是理论，还是临床方面，都有必要进一步努力发掘，并加以提高，特别是对湖湘中医药古籍的整理研究，还不能满足当前的需要。因此，必须把对湖湘中医药古籍的整理研究，提到继承发扬湖南中医药事业的高度去认识，进一步加强这一工作，扎扎实实地去整理研究。包括对历代湖湘名医其人、其术、其著、其事的整理研究；历代湖湘中医名著集成的整理；还包括出版现代湖湘名医专科专病丛书以及常见病中医科普丛书等。在整理过程中，我们应根据各古籍在学术上的地位和影响，有重点、有计划地进行。若是学术价值较高的经典医籍，应列为重点古籍，按校勘、注释、按语和撰写校后记的方式进行整理研究；若是普通的、流通较广的古籍，则主要进行校勘和撰写点校说明。对于古籍的校勘、注释等，只是最基础的，难以满足当今高科技时代对于信息的需求。所以应该在对传统文献整理研究的基础上延伸。构建湖湘中医古籍数据库，使古籍文献数字化。成立湖湘中医古文献数字化研究室，为湖湘中医药文献研究、教学、临床、科研与开发提供服务。

3. 促进"马王堆汉墓——炎帝陵——仲景祠——药王庙——湖南中医药大学博物馆"旅游产业链形成

湖南有着悠久历史和鲜明地域特色，名胜古迹、文化名城、民俗风情、历史传说、名人名篇和爱国主义、革命传统教育基地等比比皆是。"十五"期间以来，湖南省委省政府结合实际，做出了"把湖南旅游业作为第三产业龙头和国民经济新的增长点来抓"的重大决策。"十一五"期间更是提出要"实现湖南由旅游资源大省向旅游产业大省跨越"的战略目标。所以高起点、高水平地规划、策划、开发一批深具湖湘文化内涵的旅游产品和旅游商品，增加湖南旅游业文化品位和内涵，扩大旅游消费领域，带动全省各区的文化产业发展，是一条必然之路。

目前，已有"韶山——花明楼"红色旅游线路、"湘西魅力"、"韶乐"等带有湖湘文化特色的旅游成功经验。但是我们在文化与旅游的结合上并没有从整体上取得突破。而以湖湘中医文化为特色的旅游链的提出，应该是一个很好的尝试。目前的关键就是宣传、旅游、文化等三个部门在深入加强湖湘中医文化研究、挖掘湖湘中医文化内涵的过程中，如何找准其与旅游的切合点与方式，从而采取市场运作办法，设计一台精彩的文艺节目，将湖湘中医文化打造成文化湖南的旅游名片，搬上正规舞台。

所以形成"马王堆汉墓——炎帝陵——仲景祠——药王庙——湖南中医药大学博物馆"旅游产业链的时机已经成熟，其作为湖湘中医文化的顶级代表，又有着浓郁的湖湘山水特色，应该有着诱人的前景，更能促进湖湘中医文化的广泛传播。

4. 造就湖湘地区的全国知名中医

20世纪，湖湘大地五大名老中医声名鹊起。李聪甫深究东垣脾胃理论，倡"形神学说为指导、脾胃学说为枢纽"的整体论，结合临床，确立"益脾胃、和脏腑、通经络、行气血、保津液，以至平衡阴阳"的治疗大法。刘炳凡业医70年，孜孜精研医理，"开新中国成立以来研究脾胃学之先河"，其研究的抗衰老药"古汉养生精"，现已是中国名牌中成药，畅销海内外。谭日强

17 岁拜师学医，博览群书，对传染病的论治更是得心应手。欧阳锜毕生从事中医临床、中医病名的系统化规范化研究，造诣精深，建树颇多，研制的驴胶补血冲剂，迄今仍为湖南名药。夏度衡精于内科杂病，其从肝论治内科杂病独树一帜，所创肝胃百合汤疗效独特。

忆往昔五大名老中医之峥嵘岁月，享誉全国；望今朝，湖南省现有省级名老中医 78 人（1999 年湖南省中医药管理局评定的有 50 人，2006 年评定的有 28 人），涵盖内、外、妇、儿、五官等各科，在湖南久负盛名。然能与李、刘、谭、欧阳、夏等相提并论者，又有几何？但不可否认，他们当中确有中医理论扎实之人，诵《内经》《伤寒》《金匮》如流水而滔滔不绝，学术造诣颇高，且临床水平精湛，活人无数，乞诊者门庭若市。他们完全有实力成为全国响当当的名老中医，成为国医大师，只是我们在如何塑造现代名老中医方面未予以足够的重视。

2007 年 1 月 11 日，原副总理吴仪在全国中医药工作会议上强调要以"名院、名科、名医"为重点，大力建设中医医疗服务网络，提高中医药服务水平。2007 年 3 月 27 日，湖南省政府关于加快中医药发展的决定（湘发〔2007〕5 号）中，提出要实施"名医战略"，大力加强中医药人才队伍建设，培养造就新一代名中医。2007 年 5 月 24 日，在长沙召开的纪念"衡阳会议"25 周年会议上，再次落实必须高度重视并认真贯彻"名院、名科、名医"战略。所以，无论从国家政策，还是从湖南现状来看，我们都有责任培育营造湖湘名中医的土壤，宣传湖南的名老中医，将其学术思想、临证经验广播于众，让其走出湖南，影响中国。（本文载于《湖南中医药大学学报》2007 年第 5 期）

湖南中医药大学　何清湖